# EL ARTE DE LA TERAPIA

## Reflexiones sobre la sanación para terapeutas principiantes y veteranos

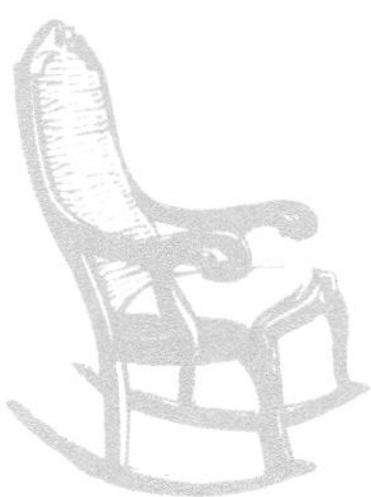

Peter Bourquin

159

# EL ARTE DE LA TERAPIA

## Reflexiones sobre la sanación para terapeutas principiantes y veteranos

2ª edición

Crecimiento personal
COLECCIÓN
Serendipity

Desclée De Brouwer

Título del original en alemán:
*Heilung ist ein Raum*


---

Traducción: *María del Carmen Blanco Moreno*

1ª edición: noviembre 2011
2ª edición: marzo 2015


Henao, 6 – 48009 Bilbao
www.edesclee.com
info@edesclee.com
EditorialDesclee
@EdDesclee



*Impreso en España - Printed in Spain*
ISNB: 978-84-330-2523-4
Depósito Legal: BI-2846-2011

*"Con sincero agradecimiento,*
*dedico este libro a todas las personas*
*con quienes me he encontrado y he trabajado.*
*Sus historias personales,*
*con todo su dolor y su amor,*
*me han enseñado mucho*
*sobre la condición humana y sobre la vida".*

*Peter Bourquin*

# ÍNDICE

# INTRODUCCIÓN

Este libro trata sobre la sanación del alma. Donde se requiere sanación, hay una herida, un problema, una estrechez interior o un trastorno. Y por supuesto alguien que está herido. Muchas personas buscan la sanación de viejas heridas, producidas la mayoría de las veces en la infancia o en la adolescencia, que siguen doliéndoles y tienen un influjo limitador sobre su vida en el presente. Hay también problemas que no dependen de una herida, sino que tienen que ver con el crecimiento, con la adaptación a una nueva situación. En este caso, la persona afectada no sabe cómo afrontar la situación en que se encuentra, lo cual le causa sufrimiento. Le corresponde aprender de ello y adoptar una perspectiva más amplia. Hay, además, muchas personas que viven en un estado interior de confusión y aislamiento, que es propio de la sociedad occidental actual y que plantea en el fondo un problema social. Buscan orientación y una experiencia que les permita ir más allá de su aislamiento interior.

Así pues, tenemos a los seres humanos con sus heridas y problemas y con su deseo de sanación. En nuestro tiempo cuentan con la ayuda de los psicoterapeutas, cuya tarea es favorecer la sanación.

Lo que actualmente hace un terapeuta era, desde hace milenios y hasta una época muy reciente, función de los clérigos, los chamanes y los sanadores dentro de una sociedad. En el siglo pasado surgió, a partir de Sigmund Freud y el psicoanálisis desarrollado por él, una nueva profesión. Los psicólogos y los psicoterapeutas son los sanadores del alma de nuestros días. Gracias a un siglo de investigación y experiencia, disponemos actualmente de innumerables conocimientos sobre la psique humana y su desarrollo, hemos aprendido mucho y hemos adquirido un saber enciclopédico sobre ella. Aun cuando el mapa humano presenta todavía numerosos puntos ciegos, el conocimiento reunido en las diferentes ramas de la psicología y en los métodos terapéuticos alternativos es impresionante. Con todo, a veces los árboles no nos dejan ver el bosque, es decir, todo este conocimiento esconde la pregunta fundamental: ***¿cómo se produce en realidad la sanación?***

Soy consciente de que las personas experimentan la sanación en su vida de múltiples maneras, y de que solo una parte de la curación tiene lugar en el ámbito terapéutico. Este libro aborda sobre todo la perspectiva terapéutica de la sanación y constituye mi respuesta personal a la pregunta antes planteada. Su primera parte se dirige sobre todo a terapeutas principiantes, mientras que las reflexiones sobre el arte de la terapia y la sanación, que se van desarrollando en la segunda mitad del libro, pueden ser de interés especialmente para los 'veteranos' también.

Personalmente trabajo sobre todo con las Constelaciones Familiares como método terapéutico y he impartido cientos de seminarios de fin de semana, pero ofrezco asimismo terapia individual, porque me interesa también el acompañamiento terapéutico a lo largo de un espacio de tiempo prolongado. En el ejercicio de mi profesión he puesto a disposición de las personas que buscaban la sanación todos mis conocimientos, mi experiencia y la compasión de mi corazón. Siempre me ha acompañado la pregunta de cómo podía mejorar mi trabajo para hacer posible la sanación en el cliente. En los primeros años me importaba sobre todo aprender técnicas terapéuticas y adquirir conocimientos más profundos. Este proceso de aprendizaje tiene pleno sentido y ciertamente me acompañará durante el resto de mi vida profesional. No obstante, con el tiempo he ido viendo con una claridad cada vez mayor que yo no *hago* la sanación, sino que esta *sucede*. La sanación sucede en la persona que la busca, si las circunstancias son las adecuadas y ella se mantiene en un espacio sanador. Por eso he dirigido mi interés con mayor intensidad hacia la manera en que puedo contribuir para crear este ámbito sanador, de modo que en la persona afectada pueda empezar a fluir un movimiento hacia la sanación.

En los últimos años he ejercido la docencia y, como profesor, he formado a terapeutas, sobre todo en el enfoque de las Constelaciones Familiares. Por un lado, les he transmitido a mis alumnos tanto conocimientos teóricos como técnicas y métodos terapéuticos. Esta es para mí la parte más fácil. La parte más difícil es la relativa a la actitud interior y la presencia propias de un buen terapeuta.

Este libro es fruto de mi experiencia como docente y terapeuta. En él trato tanto de las heridas y los problemas del cliente, como de los fundamentos del terapeuta y de su trabajo. Pero sobre todo trato de la sanación que se produce cuando se crea el entorno necesario para ella. Y, en consecuencia, de cómo puede el terapeuta crear ese espacio sanador.

Para concluir esta introducción, desearía citar un relato del terapeuta Felix Schottländer (1892-1958):

*"Una campesina acudió a la terapia y estuvo una hora sin decir ni una palabra. El terapeuta permaneció sentado frente a ella, atento y en silencio. Al cumplirse la hora, acordaron mantener una nueva sesión la semana siguiente. Ella llegó y guardó silencio.*

*Acudió 29 veces y no pronunció ni una sola palabra. En la trigésima hora se presentó con su traje regional de fiesta, bailó ante el terapeuta, le dio las gracias y le dijo que en aquellas 29 horas había recordado toda su vida, había trabajado intensamente y, dado que había resuelto oportuna y felizmente muchos problemas difíciles, quería poner fin a la terapia"*[1].

1. Tomado de Otto Brink, *Vitamine für die Seele*, Peter Hammer Verlag, Wuppertal 1999.

# I

# EL SER HUMANO CON SU HERIDA

*"La tierra nos ofrece más conocimientos acerca de nosotros mismos que todos los libros, porque se nos resiste. El ser humano se encuentra a sí mismo solamente en la lucha".*

*–Antoine de Saint-Exupéry*

Cada día, miles de personas acuden a una terapia o durante un fin de semana cualquiera participan en alguno de los cientos de grupos terapéuticos existentes. ¿Qué las motiva para ello? Buscan la sanación en el sentido amplio de la palabra, es decir, llegar a ser sanas e íntegras. ***La sanación es un proceso en el que algo excluido, rechazado o no percibido encuentra el lugar que le corresponde en una persona, y con ello la calma.*** Siempre que esto sucede, la persona afectada adquiere la capacidad de tomar una distancia sana frente a algo que está demasiado próximo y es avasallador, o deja de hacer el esfuerzo necesario para mantener alejada de ella alguna cosa. Como consecuencia, en ella se disuelve una tensión, de modo que se siente más plena y sana.

Para poder comprender cómo sucede esto, hemos de conocer primero la naturaleza de las diferentes heridas. A continuación enumero y describo en profundidad cuatro orígenes diferentes de nuestras heridas y problemas:

- Heridas propias como consecuencia de nuestra historia personal.
- Heridas del campo familiar.
- Situaciones actuales dolorosas.
- Las heridas de nuestra sociedad.

# 1

# NUESTRA HISTORIA PERSONAL

*"Lo propio del ser humano es llevar una herida.*
*Gracias a ella crecemos y maduramos;*
*y, finalmente, hacemos que la herida florezca".*

Un hecho fundamental es que cada uno de nosotros ha recibido una cierta medida de cuidados de su familia, de sustento material, de amor de quienes le han querido, y de formación en su infancia y juventud. Todo esto nos ha nutrido, nos ha mantenido con vida, nos ha hecho crecer y nos ha preparado también para nuestra vida adulta.

Y todos sabemos cuáles de nuestras necesidades no fueron satisfechas y lo que nos faltó. Estas son en primer lugar de naturaleza emocional y guardan siempre relación con otras personas –los progenitores en la mayoría de los casos– como, por ejemplo, la escucha atenta, el trato protector y cuidadoso, un abrazo o una manifestación de cariño, etc. Pero hay también necesidades no satisfechas de las que uno no es en modo alguno consciente, sencillamente porque nunca fueron satisfechas. Un pez no sabe que el agua está mojada.

Para poder saberlo, necesitaría un elemento de comparación, como la experiencia del aire o de la tierra. Así, un niño que en su casa, por ejemplo, no recibió nunca una atención amorosa de sus padres, considerará que esto es completamente normal... hasta que en las familias de otros niños de su edad observe otras realidades diferentes y tenga otras experiencias. Con todo, aunque no sea consciente de ello, esta carencia lo ha configurado. Además, algunas personas llevan heridas abiertas infligidas en su infancia o adolescencia por la violencia manifiesta, los abusos o el abandono. Igualmente dolorosas son las experiencias de pérdida, como la muerte temprana de uno de los progenitores, un hermano u otro ser querido próximo, o el hecho de haber sido entregado a otros cuidadores.

Nuestra biografía es como un tapiz que, una vez tejido, no se puede deshacer. Está formado por colores claros y oscuros, cálidos y fríos, y su patrón es único e irrepetible. Todos los cuidados recibidos junto con nuestras heridas nos han dado forma y convertido en las personas que somos. Si hubiéramos tenido otros progenitores o si las cosas hubieran seguido otro curso, seríamos personas distintas y, por tanto, no seríamos nosotros mismos.

Así, cada uno de nosotros tiene su propia historia de vida. Es única y, no obstante, a la vez es similar a otras historias de vida. Al fin y al cabo, mis semejantes y yo vamos en el mismo barco de la existencia humana. Independientemente de cómo sea una historia de vida, en el fondo tiene dos caras: por un lado, lo que uno ha recibido; por otro, aquello que le falta, porque no lo ha recibido. Ningún ser humano ha recibido siempre todo lo que ha necesitado o ha deseado, y nadie ha experimentado únicamente privación en su vida. Bebemos inevitablemente de estas dos fuentes que determinan nuestra condición humana. Y gracias a ellas crecemos. Esto no quiere ser un consuelo fácil, sino sencillamente una descripción de la realidad.

*Oí una parábola antigua. Y debe de ser muy antigua, porque en aquellos días Dios acostumbraba a vivir en la tierra. Un día, un viejo campesino fue a verlo y le dijo: "Mira, tú debes de ser Dios y debes de haber creado el mundo, pero hay una cosa que tengo que decirte: no eres un campesino. No conoces ni siquiera el ABC de la agricultura, tienes algo que aprender".*

*Dios dijo: "¿Cuál es tu consejo?".*

*El granjero contestó: "Dame un año y déjame que las cosas se hagan como yo creo y veamos qué pasa. La pobreza no existirá más".*

*Dios aceptó y le concedió al campesino un año. Naturalmente, pidió lo mejor y solo lo mejor: ni tormentas ni ventarrones, ni peligros para el grano. Todo fue confortable, cómodo, y él era muy feliz.*

*El trigo crecía altísimo. Cuando quería sol, había sol; cuando quería lluvia, había tanta lluvia como hiciera falta. Ese año todo fue perfecto, matemáticamente perfecto.*

*El trigo crecía tan alto que el campesino fue a ver a Dios y le dijo: "¡Mira! Este año tendremos tanto grano que si la gente no trabaja en diez años, aun así tendremos comida suficiente".*

*Pero cuando se recogió la cosecha, los granos estaban vacíos. El granjero se sorprendió. Le preguntó a Dios: "¿Qué error hubo? ¿Qué pasó?".*

*Dios dijo: "Como no hubo desafío, no hubo conflicto ni fricción, como tú evitaste todo lo que era malo, el trigo se volvió impotente. Un poco de lucha es imprescindible. Las tormentas, los truenos, los relámpagos, son necesarios, porque sacuden el alma dentro del trigo".*

Los conocimientos de la psicología sobre las fases evolutivas y las necesidades del niño son inmensos y no constituyen el tema de este libro, porque hay publicaciones más que suficientes sobre esta temática. Solamente quiero llamar la atención sobre una etapa que la mayoría de las veces está olvidada o ignorada: el tiempo que va desde la concepción hasta el nacimiento. En general, la psicología no aborda esta etapa, a pesar de que tanto la experiencia clínica como las investigaciones de las últimas décadas han mostrado que desde el principio de nuestra vida, es decir, desde la concepción, percibimos y sentimos. Ahora bien, esto es importante, porque precisamente nuestras primeras y señaladas experiencias de vida nos marcan mucho, y esto sucede ya antes del nacimiento. Aunque puede que después sean reforzadas también por otras experiencias semejantes, suelen ser el factor desencadenante original de los llamados sentimientos básicos, es decir, sentimientos que nos acompañan de forma permanente. Estos son como una música de fondo a la que casi no prestamos atención, pero que suena de continuo e influye persistentemente en nosotros. También podríamos decir que los sentimientos básicos son los colores dominantes de una composición pictórica que, independientemente del contenido representado, determinan la impresión que nos causa.

Vivencias importantes y, por tanto, configuradoras para el niño *durante* el embarazo son:

- la pérdida de un embarazo anterior,
- un intento de aborto,
- intensas dificultades de decisión de la madre entre el aborto o la continuación del embarazo,
- una situación de amenaza para la vida de la madre o del niño,
- el rechazo del embarazo por parte de la madre,
- el abandono de la madre por parte de su compañero,
- el duelo de la madre por la muerte de un pariente próximo,
- vivencias traumáticas para uno de los progenitores o para ambos, como la situación de desempleo, experiencias de guerra, la pérdida de la patria…

- un embarazo múltiple, a cuyo término solo nace uno de los hermanos; esto sucede al menos en uno de cada diez embarazos[1],
- un parto difícil, en el que la vida de la madre y/o del hijo ha corrido peligro.

Las consecuencias en la persona afectada pueden ser sentimientos básicos y creencias como estos:

- "Siento angustia de continuo".
- "En realidad, nadie me ve".
- "No tengo un lugar en la vida".
- "Tengo que ganarme el derecho a vivir".
- "No hay ninguna seguridad; en cualquier momento puede pasar algo malo".
- "Estoy triste. Me siento solo".
- "Me falta algo o alguien; estoy solo".
- "Yo tengo la culpa".
- "No soy realmente acogido en la vida".
- "He herido a mi madre y por eso no me atrevo a acercarme mucho a ella".

Dado que la persona adulta no tiene ningún recuerdo consciente de los meses que pasó en el vientre de su madre, en general no puede atribuir esos sentimientos básicos a ningún acontecimiento. Esto, además, causa confusión porque no comprende sus propios sentimientos. Y, sin embargo, están ahí, como consecuencia de heridas muy tempranas que uno ha recibido. Siempre me asombra la ignorancia de la sociedad moderna con respecto a la primera etapa de nuestra vida. Esto se expresa también en la manera en que establecemos nuestra edad. La contamos a partir del día del naci-

1. Coks Feenstra, *El gran libro de los gemelos,* Médici, Barcelona 2007.

miento y, de este modo, pasamos por alto los meses de embarazo anteriores. Un ejemplo de que se puede proceder de otro modo lo encontramos en la tradicional y milenaria cultura china, que persistió hasta la revolución de Mao y que sigue influyendo hasta el dia de hoy en los chinos. Allí, para determinar la edad de una persona, se añade siempre un año a los transcurridos desde su nacimiento con el fin de tener en cuenta esa primera etapa de su vida. ¿Cuánto tiempo habrá que esperar aún hasta que la psicología actual desarrolle esta comprensión? Es un dato prometedor el hecho de que la psicología evolutiva se esté ocupando cada vez más de esta primera etapa de la vida. Gracias a esto, se han realizado ya investigaciones sobre los primeros y decisivos meses de vida, y se han publicado varios libros sobre este tema[2].

---

2. Véase por ejemplo: Claude Imbert, *El futuro se decide antes de nacer – La terapia de la vida intrauterina*, Desclée De Brouwer, Bilbao 2004; Dr. Thomas Verny y John Kelly, *La vida secreta del niño antes de nacer*, Urano, Barcelona 1988.

# 2

# EL PODER DE LOS PADRES

*"El derecho de custodia [Sorgerecht] de los padres es también el derecho a preocuparse [sich Sorgen machen] por sus hijos".*

*–Mi padre, Dieter Bourquin*

Naturalmente, es cierto que estamos condicionados decisivamente por nuestra infancia. En ella, nuestros padres tenían sobre nosotros un poder del que no podíamos escapar. Para bien y para mal. Un niño no puede decir: "¡Basta ya! Me voy si volvéis a maltratarme". Está a merced de la situación, aunque desarrolle soluciones creativas e inteligentes para protegerse y sobrevivir. Ahora bien, cuando uno llega a ser adulto, empieza a caminar sobre sus propios pies y determina él mismo la dirección en la que camina.

El niño que viene a este mundo decepcionará inevitablemente a sus progenitores. Esto es necesario para ambas partes y no se puede evitar. O, mejor dicho, lo que queda decepcionado es la imagen que los padres se han hecho de su hijo: cómo debería ser, qué camino debería tomar en la vida o cómo tendría que comportarse en determinadas situaciones, y cómo debería responder a las necesidades y los deseos de sus padres. En este sentido, los hijos y las hijas solo pueden desilusionar a sus padres, porque no son sus padres –¡y cómo puede uno ser *dos*, y actuar a la vez conforme a su padre y a su madre!–; sencillamente, los hijos son diferentes.

Lo que al principio es una relación simbiótica entre el bebé y su madre, desemboca después en la relación de un niño profundamente vinculado con su familia, y se convierte a lo largo de la pubertad y la adolescencia en una relación cada vez más independiente. En este proceso, el "no" rebelde del adolescente tiene un papel absolutamente necesario, pues le fortalece y le ancla en su propia individualidad. Cuando ha llegado a ser adulto, el hijo o la hija emprende su propio camino. A este camino pertenece también la propia mochila con los problemas no resueltos y las heridas no curadas, y también la manera de lidiar con todo ello.

Los padres son responsables de sus hijos y ejercen una gran influencia sobre ellos mientras son pequeños. Cuando en un curso de constelaciones familiares acuden a mí una madre o un padre preocupados por el bienestar de su hijo que aún no es adulto, acepto su petición y trabajo con ellos[1] justo por esta razón. Siempre me fascina, una y otra vez, cuando los padres me cuentan que su hijo se ha relajado de un momento a otro, ha dejado de tener pesadillas, ha vuelto a reír y jugar, después de que sus padres han resuelto un tema problemático en una constelación familiar. Ahora bien, habitualmente es el cambio en la actitud de los padres hacia problemas propios no resueltos hasta un determinado momento o hacia conflictos familiares del pasado lo que libera a los hijos. En el fondo, el comportamiento de los hijos es un eco de la falta de bienestar de

1. En contraste con esto, considero que el intento de los padres de resolver los problemas de sus hijos adultos es una intromisión inadecuada en la vida de estos y una falta de respeto hacia ellos.

sus padres o de su familia. Pero una vez que el hijo ha llegado a ser adulto, entonces los padres han cumplido con su responsabilidad y, además, han perdido su influencia. Ya no tienen poder y se han vuelto im-potentes por lo que respecta a sus hijos e hijas adultos.

Recientemente he recibido una carta en la que una participante en uno de mis cursos me describe cómo ha continuado su proceso después de su constelación familiar. Puesto que este testimonio ilustra la exposición anterior, le he pedido autorización para reproducirlo aquí:

*"Hola, Peter:*

*Participé en una sesión de constelaciones en Sant Cugat porque me lo recomendó María José ... que hace EMDR. Quise constelar por unos sueños recurrentes sobre puñaladas que yo sufría en la calle. Durante la sesión, salió que le había pasado algo durante la guerra a mi padre, ya fallecido. Lo importante es que desde entonces los sueños han desaparecido e incluso ¡ronco! Duermo mucho y sueño sobre otras cosas...*

*Lo curioso viene ahora. Solo ha pasado una vez, y espero que no pase más, pero un día me dijo mi hijo mayor que había soñado que lo apuñalaban, pero él, a diferencia de mí, estaba protegido y acompañado. Íbamos los dos dentro de mi coche que es un potente todoterreno. Dice que estaban fuera pero que no pasaba nada.*

*¡Algo ha mejorado!".*

Cuando una persona adulta me dice en un curso de terapia que sus padres son los culpables de su desgracia, en el fondo está diciéndome que no ha asumido aún la responsabilidad de su vida. Sigue siendo interiormente un niño que espera y exige que los demás cuiden de él y lo hagan feliz. Resulta significativo que tales personas necesiten siempre nuevos "perpetradores", para poder seguir sintiéndose como víctimas. Siempre hay otros que son *culpables* de su miseria. El mismo terapeuta corre el peligro de ser el siguiente en la "lista de los malos".

Como reflexión al respecto propongo el siguiente relato breve de Franz Kafka, titulado "Ante la ley":

*Ante la Ley hay un guardián que protege la puerta de entrada. Un hombre procedente del campo se acerca a él y le pide permiso para acceder a la Ley. Pero el guardián le dice que en este momento no le puede permitir la entrada. El hombre reflexiona y pregunta si podrá entrar más tarde.*

*"Es posible", responde el guardián, "pero no ahora".*

*Dado que la puerta de acceso a la Ley permanece abierta, como siempre, y el guardián se sitúa en un lado, el hombre se inclina para mirar a través del umbral y ver así qué hay en el interior. Cuando el guardián advierte su propósito, ríe y dice:*

*"Si tanto te incita, intenta entrar a pesar de mi prohibición. Ten en cuenta, sin embargo, que soy poderoso, y que además soy el guardián más ínfimo. Ante cada una de las salas permanece un guardián, el uno más poderoso que el otro. La mirada del tercero es ya para mí insoportable".*

*El hombre procedente del campo no había contado con tantas dificultades. La Ley, piensa, debe ser accesible a todos y en todo momento, pero al fijarse con más exactitud en el guardián, cubierto con su abrigo de piel, al observar su enorme y prolongada nariz, la barba negra, fina, larga, tártara, decide que es mejor esperar hasta que reciba el permiso para entrar. El guardián le da un taburete y deja que tome asiento en uno de los lados de la puerta. Allí permanece sentado días y años. Hace muchos intentos para que le inviten a entrar y cansa al guardián con sus súplicas. El guardián le some-*

*te a menudo a cortos interrogatorios, le pregunta acerca de su hogar y de otras cosas, pero son preguntas indiferentes, como las que hacen los grandes señores, y al final siempre repite que todavía no puede permitirle la entrada. El hombre, que se había provisto muy bien para el viaje, lo utiliza todo, por valioso que sea, para sobornar al guardián. Este lo acepta todo, pero al mismo tiempo le dice:*

*"Solo lo acepto para que no creas que has omitido algo".*

*Durante los muchos años que estuvo allí, el hombre observó al guardián de forma casi ininterrumpida. Olvidó a los otros guardianes y este terminó pareciéndole el único impedimento para tener acceso a la Ley. Los primeros años maldijo la desgraciada casualidad; más tarde, ya envejecido, solo murmuraba para sí. Se vuelve senil, y como ha sometido durante tanto tiempo al guardián a un largo estudio, ya es capaz de reconocer la pulga en el cuello de su abrigo de piel, por lo que solicita a la pulga que lo ayude para cambiar la opinión del guardián. Por último, su vista se torna débil y ya no sabe realmente si oscurece a su alrededor o son solo los ojos que le engañan. Pero ahora advierte en la oscuridad un brillo que irrumpe indeleble a través de la puerta de la Ley. Ya no vivirá mucho más. Antes de su muerte se concentran en su cabeza todas las experiencias pasadas, que toman forma en una sola pregunta que hasta ese momento no había hecho al guardián. Entonces le guiña un ojo, ya que no puede incorporar su cuerpo entumecido. El guardián tiene que inclinarse hacia él profundamente, porque la diferencia de tamaños ha variado en perjuicio del hombre.*

*"¿Qué quieres saber ahora?", pregunta el guardián, "eres insaciable".*

*"Todos aspiran a la Ley", dice el hombre. "Cómo es posible que durante tantos años solo yo haya solicitado la entrada?".*

*El guardián comprueba que el hombre ha llegado a su fin y, para que su débil oído pueda percibirlo, le grita:*

*"Ningún otro podía haber recibido permiso para entrar por esta puerta, pues esta entrada estaba reservada solo para ti. Yo me voy ahora y cierro la puerta".*

# 3

# HERIDAS EN EL CAMPO DE LA FAMILIA

*"Cuando hemos llegado a una cierta edad,*
*el alma del niño que fuimos*
*y las almas de los muertos de los que provenimos*
*empiezan a derramar sobre nosotros sus riquezas y sus maldiciones".*

*–Marcel Proust*

Algunas heridas nos las ponen en cierto modo como herencia en la cuna. En una constelación familiar se muestra con frecuencia una vinculación e identificación inconsciente entre el cliente y algunos parientes y acontecimientos del pasado –en general, dentro de las tres últimas generaciones de su familia–, que lo llevan a comportarse, sentir y pensar de una determinada manera. Esta implicación le plantea dificultades serias en su vida, sin que el cliente tenga la menor consciencia de este influjo.

Normalmente, esta dinámica surge de una situación tan dolorosa en la historia de la familia, que las personas implicadas en aquel momento no pudieron superarla. En consecuencia reaccionaron excluyendo a determinados miembros de la familia o reprimiendo algunos de sus sentimientos. Estos asuntos no resueltos se transmiten luego a los descendientes. Un ser humano *es* su familia, es la esencia de todas las personas que vivieron antes que él y de todos los acontecimientos que lo precedieron.

Pongamos un ejemplo: el destino de una abuela o bisabuela que murió en el parto puede todavía suscitar en sus nietas y bisnietas una tremenda angustia ante el embarazo, aún en el caso de que a la vez deseen intensamente tener hijos. Esta ambivalencia que aparentemente carece de fundamento, en la mayoría de los casos no tiene su causa en la historia de vida de la mujer afectada. En realidad, es la consecuencia de un recuerdo inconsciente transmitido entre las mujeres de la familia a lo largo de las generaciones, un recuerdo según el cual el embarazo significa muerte. A diferencia de la experiencia traumática personal de una mujer –como, por ejemplo, la pérdida de un embarazo anterior–, aquí se trata de un trauma transgeneracional de la familia.

El húngaro Ivan Boszormenyi-Nagy, un pionero en la investigación de la familia como sistema, lo denominó "cuentas de deudas" que se transmiten a las generaciones siguientes de una familia. Posteriormente, Bert Hellinger definió la consciencia familiar como instancia que actúa en todas las familias y que pone al individuo al servicio de su familia, para restituir la integridad del sistema. Así, algunas dinámicas separadas y reprimidas, es decir, no resueltas, de la propia familia son escenificadas de nuevo por los descendientes, con el fin de poder integrarlas de este modo. Esto explica la repetición de ciertos patrones, que aparecen en algunas familias a lo largo de varias generaciones. Uno de los puntos fuertes de las constelaciones familiares consiste en hacer visibles estas dinámicas para, en un segundo paso, integrarlas. De esta manera, el sistema familiar puede encontrar paz. Es difícil aproximarse a estas dinámicas con otros métodos terapéuticos[1].

Cuando un cliente exterioriza sentimientos en la terapia, vale la pena preguntarse si esos sentimientos tienen sentido en su situación de vida actual. Si no lo tienen, podemos sospechar que se trata de sentimientos regresivos e investigar con él en su biografía personal para buscar la edad y las circunstancias de su vida en que esos sentimientos fueron coherentes. Esto incluye también la primera etapa de su vida, es decir, los nueve meses anteriores al nacimiento. Si los sentimientos expresados son incongruentes tanto con su situación presente como con la historia de su vida, se trata de sentimientos sistémicos que, por decirlo así, recibió como herencia. Proceden de lo profundo de su sistema familiar y se hacen visibles y palpables una vez más, a través del cliente. En este contexto, elaborar el genograma del cliente puede ser un medio eficaz para descubrir posibles orígenes, con ayuda del "mapa" de su familia.

Es importante hacerse la misma reflexión con respecto a sus recuerdos implícitos y no conscientes. La memoria explícita habitualmente está compuesta por secuencias de escenas sobre todo visuales, aunque incluye también a los demás sentidos. Se parecen a cortometrajes, que podemos evocar y revivir una y otra vez, y entonces uno dice: "me acuerdo de...". A diferencia de ella, podemos acceder a la memoria implícita de una persona solamente de modo indirecto, a través de la observación fenomenológica de sus sentimientos, pensamientos y comportamientos. Y también a través de los sueños, fantasías y sensaciones corporales. Los recuerdos implícitos que se manifiestan de estas maneras normalmente son más verdaderos que los recuerdos explícitos de una persona.

1. En mi libro *Las Constelaciones Familiares,* Desclée De Brouwer, Bilbao 2007, profundizo más en detalle en esta comprensión de las dinámicas en las familias.

La razón es que los últimos son parciales y por eso excluyen parte de la realidad.

En resumen, ¿se trata de recuerdos personales actuales o pasados, o de un "eco sistémico" en la persona afectada? Esta reflexión nos ayuda a comprender la naturaleza de su herida.

# 4

# SITUACIONES ACTUALES DOLOROSAS

*"Todo fluye".*

*–Heráclito*

Nada es más difícil que no cambiar, porque todo lo que nos rodea se encuentra en continuo movimiento. Incluso nuestro cuerpo se halla en un proceso de renovación y, a la vez, de envejecimiento. Si en la vida hay una constante, esa constante es que la vida cambia continuamente. En este sentido, me parece que el comentario dirigido a un conocido: "¡No has cambiado nada!" es más una señal de alarma o una expresión de la ceguera de quien la pronuncia que un cumplido. No obstante, también es cierto que el ser humano es un animal de costumbres, que ama y aprecia la rutina cotidiana, porque le da una sensación de seguridad y estabilidad. Tenemos miedo a cualquier cambio sobre todo cuando la situación actual es cómoda o cuando sentimos una gran necesidad de seguridad y control. Porque lo nuevo, lo desconocido, nos hace sentir angustia, ya que exige de nosotros que sigamos adelante, que dejemos atrás aquello con lo que estamos familiarizados y que crezcamos. Ahora bien, la vida se ocupa de que no permanezcamos inmóviles. Y así, en el fluir de nuestra vida se presentan una y otra vez nuevas circunstancias: un cambio de domicilio, una relación de pareja, el nacimiento y la crianza de un hijo, un cambio profesional, una enfermedad, el envejecimiento de los padres, la muerte de un ser querido, un conflicto con los hermanos, la pérdida del trabajo, etcétera. Los posibles cambios son tan ilimitados como la vida misma. Nadie lo ha expresado mejor que Mercedes Sosa en su canción: "!Todo cambia!". Si alguien acude a terapia o a una sesión de constelaciones familiares porque no consigue afrontar bien su situación actual, a menudo esto se debe a que le resulta difícil dar el siguiente paso de crecimiento. ¿Qué es lo que se lo impide?

Algunas personas acuden a terapia porque, debido a un cambio en las circunstancias de su vida, entran en un terreno desconocido, donde les resulta difícil moverse. Les falta la experiencia que podría proporcionales orientación. Esto hace que se sientan inseguras y confusas. Y, por ello, buscan sobre todo acompañamiento y orientación durante los primeros pasos en lo desconocido. Una terapia de esta clase es, generalmente, breve; no hace falta mucho para que el afectado siga adelante en su vida.

También hay personas que se han quedado estancadas. Son como niños grandes, que no quieren crecer. Esto vale sobre todo en relación con su familia de origen –su padre, su madre y sus hermanos–, que es todo para él. Se resisten interiormente contra la necesidad de cambiar y dejar atrás el nido con el que están familiarizados. Se podría decir que su cordón umbilical está todavía entero y les impide independizarse. Aun cuando la vida les anima a cortar el cordón umbilical para poder seguir adelante y construir su propia vida, en el fondo quieren seguir siendo el buen hijo al lado de su madre o de su padre. Esta dependencia puede ser muy evidente en algunos adultos, pero puede ocultarse también sutilmente detrás de una apariencia independiente a primera vista. A estas personas les toca dejar atrás a sus padres y hermanos. Porque si una persona crece siempre dentro de la misma camisa, esta se transforma en una camisa de fuerza. Solo la presión de su sufrimiento, y a veces también una enfermedad somatizada, las llevan a tomar alguna iniciativa y a hacer frente a su propia vida. Mi colega Stephan Hausner lo resume con esta frase: *"En última instancia, los hijos solo pueden vivir si dejan morir a sus padres"*.

En muchas personas son los ecos del pasado los que obstaculizan su vida. Una herida temprana limita a la persona hasta que se ocupa de ella, la desinfecta y la sana. Si la situación actual es paralela a ciertas circunstancias de entonces, a la persona le resulta difícil actuar despreocupadamente. Pongamos un ejemplo: una persona que amó profundamente a su primera pareja y se entregó a esta relación, pero después fue abandonada por ella, es como un "gato escaldado". Si se enamora de nuevo, vuelve a despertarse en ella, al mismo tiempo que el amor, tanto el viejo dolor como el miedo a que el pasado se repita. Tales sentimientos contradictorios pueden causarle grandes dificultades o bloquearla por completo. En este ejemplo sencillo el paralelismo es evidente, pero hay casos mucho más complejos, en los que se reflejan las historias de la propia infancia en el presente, de manera indirecta. Y, además, puede tratarse de las historias descritas en el capítulo anterior, transmitidas de generación en generación, que uno ha recibido, por decirlo así, como herencia.

Sea de la forma que sea, la vida es sabia. El principio fundamental de la homeopatía: *"Lo semejante se cura con lo semejante"*[1] es

1. *"Similia similibus curentur"*: así es como lo define su fundador, Samuel Hahnemann.

válido también en nuestra vida. Y así, nos encontramos una y otra vez de nuevo ante una situación semejante a aquella que nos hizo sufrir en otro tiempo. Si somos capaces de afrontarla adecuadamente, crecemos. Al mismo tiempo, también la vieja herida se va curando. En este sentido podemos aprovechar la vida como un camino de aprendizaje en el cual sanamos y maduramos.

# 5

# LAS HERIDAS DE NUESTRA SOCIEDAD

*"Uno no puede ayudarse a sí mismo si no ayuda a los demás. Todos estamos conectados entre nosotros y nadie puede realizar solamente su propia felicidad. Si queremos seguir siendo egoístas, deberíamos ser al menos egoístas inteligentes: '¡Ayudemos a los demás!'".*

*–Dalai Lama*

En la terapia se presta poca atención a las circunstancias sociales en las que vivimos. Una vez más, nos pasa como al pez, que no es consciente de que el agua está mojada. Así, por ejemplo, el ritmo de vida frenético, que sobre todo en las ciudades condiciona inevitablemente la vida de sus habitantes, es considerado como lo más natural, pese a que hace enfermar a muchas personas. Si acude a mi terapia una persona estresada con la intención de superar un conflicto, a veces le advierto de que una consecuencia de su proceso terapéutico podría ser que rindiera menos a nivel profesional. Pues si se hace cada vez más consciente de sus vivencias interiores y, de este modo, puede percibir mejor cómo se siente y lo que necesita para estar bien, esto tiene consecuencias. Y, como resultado, algunas personas podrían sentir la necesidad de ralentizar el ritmo de su vida para llevar una existencia más plena.

Uno de los cambios más profundos de nuestra sociedad occidental, que en la segunda mitad del siglo XX adquirió cada vez más fuerza y que sigue ejerciendo una influencia determinante, es la tendencia al aislamiento del ser humano. El individualismo, que da primacía al individuo sobre la sociedad, domina hoy por todas partes. Para la mayoría de nosotros sería impensable adherirse con entusiasmo a un grupo, una ideología o un movimiento, y fundirse en él como hicieron todavía nuestros abuelos y bisabuelos. Precisamente las experiencias dolorosas colectivas y en parte totalitarias, que culminaron en la primera y en la segunda guerra mundial –la cual empezó propiamente con la guerra civil española– y que causaron un sufrimiento indecible y millones de muertos, fueron las que después condujeron a una emancipación interior del individuo frente a la sociedad. Tal vez la expresión más precisa de ello se encuentre en el movimiento del 68 y sus repercusiones. En el pueblo donde mi padre creció poco después de la guerra hubo verdaderas tragedias, solo porque un protestante del lugar se enamoró de una joven refugiada católica; hoy en cambio, esto no tiene relevancia. Mientras que antes se causaban frecuentemente heridas bajo la presión de las normas y expectativas sociales, tales heridas son hoy, por suerte, más bien raras. La visión limitadora que es propia de cada colectivo, de cada grupo, no tiene ya en general la fuerza de prohibir que las personas vivan su vida, aunque todavía puede causar dificultades al individuo. Incluso los lazos familiares se han aflojado debido al individualismo galopante[1].

---

1. Un libro muy interesante sobre el desarrollo de la consciencia en nuestra sociedad, que recomiendo encarecidamente, es la obra de Wilfried Nelles, *La vida no tiene marcha atrás*, Desclée De Brouwer, Bilbao 2011.

Este aumento de libertad personal es un gran logro, pero –como todo– tiene su precio. Porque se compra con la renuncia al respaldo social. Aunque antes el entorno social –la familia, la comunidad popular, el grupo de afiliados a un partido, la comunidad de fe, etcétera– limitaba la vida del individuo, sin embargo le daba al mismo tiempo estabilidad y seguridad. Hoy ya casi no existe esta clase de certezas colectivas. Porque en la medida en que nos hemos emancipado de la sociedad, no hay para nosotros ningún camino de vuelta al regazo acogedor de un grupo, en el que uno pueda delegar la responsabilidad de la propia vida. Sencillamente, nuestra conciencia no lo permite. Cada uno está abandonado a su suerte. Esto lo sentimos en el fondo de nuestro ser y vivimos en consonancia con ello. Y se muestra evidentemente de múltiples maneras en la sociedad actual. Uno de los grandes desafíos que en nuestro tiempo se le plantea al individuo es cómo se las arregla con el hecho de estar solo, sin empequeñecerse en la soledad interior o en el aislamiento exterior. Así, en Alemania, casi el 40 % de los hogares son hogares unipersonales. Esto afecta tanto a mujeres como a varones de todos los grupos de edad. Y la tendencia sigue en aumento.

Actualmente ya no hay una sociedad que asigne a la persona un lugar fijo, que le permita dar sentido a su vida contribuyendo a su comunidad. Los hijos aprendían antes sencillamente el trabajo de sus padres, seguían sus huellas, mientras que para las hijas, al igual que para sus madres, la vida consistía en cuidar de la casa o de la finca y criar a los hijos. En general, estos valores y normas sociales no eran cuestionados; sencillamente, las cosas eran así. Mientras que antes la vida de una persona estaba condicionada en gran medida por el entorno familiar y social que la rodeaba y a cuyo servicio estaba, hoy en día cada uno puede elegir su lugar en la vida con una libertad incomparablemente mayor. Ahora bien, en esta libertad está inherente la responsabilidad para configurar la propia vida autónomamente. Esto exige mucho a la persona, porque ¿cómo se orienta uno en un mundo donde todo es posible? La dirección orientada al consumo de nuestra sociedad no nos ofrece ninguna respuesta. "Consumo, luego existo" no basta para vivir una vida llena de sentido. Para tomar conciencia de los valores que dan sentido a la propia vida, para elegirlos y vivir después de acuerdo con ellos, cada uno tiene que pasar por un proceso personal de crecimiento y maduración. Este requiere su tiempo y a menudo conduce a la persona a un estado prolongado de vacío interior, que puede llegar hasta una crisis existencial o causar una depresión.

En resumen, podemos decir que las heridas sociales de nuestro tiempo son diferentes de las de antes: son sentimientos fundamentales de soledad y de falta de sentido. También estas heridas pueden llevar a las personas a buscar a un terapeuta en su búsqueda de sanación.

# 6

# CUANDO LLUEVE SOBRE MOJADO...

*"Un ser humano se parece a una casa con muchas habitaciones.*
*Algunas puertas están abiertas, otras cerradas;*
*algunas conducen al exterior y otras,*
*por el contrario, a un sótano oscuro,*
*y otras incluso a la casa vecina".*

La diferenciación que hemos descrito anteriormente de las heridas y los problemas de las personas que acuden a la terapia debe servir como orientación. Algunas terapias no llegan nunca a buen puerto, sencillamente porque el terapeuta busca con su cliente una solución en el lugar equivocado. Sucede en ellas como en la historia del mulá Nasruddín, que en un día claro estaba buscando algo de rodillas delante de su casa. Cuando un amigo lo vio y le preguntó qué hacía, le respondió: "He perdido mi llave". Entonces el amigo lo ayudó a buscarla. Al cabo de un rato, como no encontraban la llave, el amigo le preguntó finalmente: "¿Estás seguro de que perdiste la llave aquí?". "No", respondió el mulá Nasruddín, "en realidad la he perdido en el sótano, pero allí está demasiado oscuro para buscar".

A menudo hay más de una clase de heridas. En algunas personas pueden juntarse diferentes –y a la vez parecidas– dinámicas y reforzarse mutuamente. Por ejemplo, si un niño pequeño fue dejado por sus padres con los abuelos durante largo tiempo, es muy probable que desarrolle un trauma de apego. Si además su madre fue huérfana, puede que a la vez el trauma de ella esté influyendo en él. Ambos traumas tienen que ver con el tema del abandono, lo que abre una nueva y más amplia dimensión sistémica. Si después su pareja pone fin también a la relación, se abre en la persona afectada un profundo abismo. En un caso como este es necesario tener presente en el proceso terapéutico tanto la situación actual como la situación de la infancia y también la historia familiar.

# II

# FUNDAMENTOS DEL TERAPEUTA

*"La grandeza de un oficio consiste tal vez ante todo en que une a los hombres. Solo hay una verdadera alegría: la relación con los demás".*

*–Antoine de Saint-Exupéry*

Como ya indica la etimología de la palabra, el psicoterapeuta presta un servicio, a saber: sanar (*therapeúein*) el alma (*psichē*) de su cliente. El terapeuta se pone al servicio de la sanación. Una vez más observamos que los psiquiatras, psicólogos y terapeutas de nuestro tiempo siguen realizando una actividad milenaria de sanación del alma que fue ejercida por sanadores, chamanes y sacerdotes, ocupándose de la necesidad fundamental del ser humano de sanar sus heridas anímicas. Hago hincapié en esto porque en algunos psicólogos se percibe un menosprecio cuando se trata de los métodos de sanación tradicionales de otras culturas. En algunos aspectos, sin embargo, su comprensión es "psicología punta", y más avanzada que los conocimientos de Occidente. También aquí vale la hermosa frase de Bert Hellinger: "*La praxis cuestiona la teoría*"[1].

Para poder ocuparse de las heridas y los problemas anímicos de sus prójimos y sanarlos, el terapeuta necesita una gran preparación. De ello tratan los siguientes capítulos.

1. Véase, por ejemplo, el artículo "Der Zwillingskult in Westafrika. Wie die traditionelle Kultur der Yoruba mit dem Verlust eines Zwillings umgeht", publicado en *Praxis der Systemaufstellung* 1/2009.

# 7

# EL AMOR COMO BASE

*"Cuando la actitud del terapeuta es coherente y amorosa, el alma habla, siempre".*

*–Javier Petralanda*

Un terapeuta que actúa sin amor es peligroso. Independientemente de la cantidad de conocimientos técnicos, diplomas y títulos universitarios que pueda tener, es muy probable que haga más daño que bien a sus clientes. Porque sin amor no se puede curar a nadie. Solo si abro mi corazón al otro, lo percibo realmente como es e incluso como puede llegar a ser. Y solo entonces lo acepto como es, con todas sus luces y sombras, y no lo juzgo en función de lo que considero bueno o malo. Una verdadera apertura del terapeuta a su cliente solamente es posible desde el amor. Sin amor, permanece como un técnico distanciado, que ve al otro más bien como objeto que debe ser reparado. O es un terapeuta que empatiza con algunos aspectos de su cliente, mientras que rechaza otros, y de este modo impide en el cliente un movimiento de sanación integrador. El amor es el fundamento de toda la actividad terapéutica.

Todos hemos tenido alguna vez la desagradable experiencia de haber sido tratados por un médico que no tiene el menor interés en su paciente, sino que se limita únicamente a emitir un diagnóstico sobre el estado del cuerpo enfermo con el fin de extender después la receta correspondiente; o hemos conocido a cuidadores de ancianos que tratan a los mayores de tal modo que los degradan a la condición de cosas inútiles y molestas. O hemos oído hablar de ese abogado que no se interesa por el bienestar de su cliente, sino al que únicamente le importa la escalada del conflicto y la cuantía del litigio para ganar lo más posible con todo ello. Tales personas se han equivocado por completo de vocación, porque han elegido una profesión de prestación de servicios, pero no muestran ningún interés desde el corazón por sus semejantes. Así las cosas, no sirve de nada tener muchos conocimientos técnicos. Si se pierde de vista al ser humano, el trato se vuelve inhumano.

Así pues, la tarea del terapeuta es cultivar el amor como base de su hacer y de su ser. Con ello no me refiero al amor pegajoso que manifiestan algunas personas con continuos besos y abrazos. Quien actúa de esta manera ha perdido de vista a la persona que está enfrente, pues en el fondo quiere saciar una necesidad propia no satisfecha. Esto no es verdadero amor, sino una forma de vampirismo. Más bien, se trata de cultivar un amor desapegado, que no quiere nada para sí.

Para vivir el amor como un meta-sentimiento, como un amor impersonal, el terapeuta necesita ser libre frente a su propia familia y su historia personal. Y es capaz de amar de este modo cuando contempla sus necesidades no satisfechas en el pasado y las apacigua en sí mismo. Solo de este modo no las proyecta hacia fuera sobre sus clientes con el fin de saciarlas en ellos.

Además, el terapeuta ha de desarrollar la capacidad de la pura observación y, a través de ella, la habilidad de distanciarse interiormente de sí mismo. Esta capacidad puede adquirirla, por ejemplo, por medio de la meditación. Esta lo ayuda a permanecer en este amor impersonal. Y también a darse cuenta a tiempo y comprender de dónde proceden sus impulsos cuando surgen.

Con todo el amor, la relación entre el terapeuta y el cliente es una relación profesional. El cliente recibe una prestación de servicio terapéutico y da dinero a cambio. También esto muestra claramente que se trata de un amor que no es de naturaleza personal. No quiere nada para sí mismo, sino que es una respuesta orgánica en el ser humano a la vida misma. Este amor se manifiesta hacia todas las personas y hacia todo por igual[1].

Una persona con una actitud amorosa respeta al otro con sus necesidades y se muestra benevolente, deseando lo mejor para él. Esto se expresa en multitud de maneras. Tal vez un cliente necesite en este preciso momento la experiencia de ser sostenido en su dolor por el terapeuta, mientras que otro necesite que se respete una cierta distancia o su soledad. Si el cliente se siente confirmado tal como es por el terapeuta, esta experiencia por sí sola tiene sobre él un efecto normalizador y sanador[2].

Max Frisch hizo en su diario una reflexión de mucho calado sobre el amor, que recojo aquí, porque su verdad siempre me conmueve:

---

1. Lo que importa en una buena formación terapéutica es, a mi juicio, que fomente, además de la transmisión de conocimientos técnicos, el proceso personal de sanación del alumno, así como un crecimiento en esta clase de amor.
2. En el capítulo titulado "Necesidades fundamentales en una relación" trato en profundidad cómo se muestra el amor en la relación interpersonal.

*"Es digno de atención el hecho de que justamente la persona a la que amamos es la que menos podemos describir. Sencillamente la amamos. Justo en eso consiste el amor, lo maravilloso del amor: en el hecho de que nos mantiene en el suspense de la vida, en la disposición de seguir a una persona en todos sus desarrollos posibles. Sabemos que cualquier persona, si es amada, se siente como transformada, como floreciendo, y que también para la persona que ama todo se transforma: lo próximo, lo conocido desde hace mucho tiempo. Ve muchas cosas como si fuera la primera vez. El amor la libera de toda imagen. Esto es lo estimulante, lo fabuloso, lo verdaderamente excitante: que nunca terminamos de conocer a las personas queridas, porque las amamos mientras las amamos. (...)*

*Nuestra idea de que conocemos al otro es siempre el fin del amor, pero tal vez la causa y el efecto sean diferentes de lo que nos inclinamos a imaginar: nuestro amor no llega a su fin porque conocemos al otro, sino todo lo contrario: precisamente porque nuestro amor ha llegado a su fin, porque su fuerza se ha agotado, por eso hemos acabado con alguien para siempre. No queda más remedio. ¡No podemos más! Se acaba nuestra disposición a acompañar al otro en nuevas transformaciones. Le negamos la naturaleza de todo lo vivo, que por estar vivo no se deja definir y, al mismo tiempo, nos sentimos asombrados y decepcionados porque nuestra relación ya no tiene vida.*

*'Tú no eres', dice el decepcionado o la decepcionada, 'la persona por quien yo te tenía'.*

*Y entonces ¿por quién se ha tenido uno?*

*Por un misterio, pues esto es lo que es el ser humano, un enigma estimulante, que nos hemos cansado de mantener. Uno se hace una imagen. Esta es la falta de amor, la traición. (...)*

*'No te harás imagen alguna', se dice, de Dios. Debería ser válido también en este sentido: Dios como lo Vivo en cada ser humano, como Aquel a quien no podemos comprender. Es un pecado que igual que se comete con nosotros, también nosotros cometemos casi todo el tiempo…*

*Excepto cuando amamos"*[3].

3. Max Frisch, *Tagebuch 1946-1949*, (Suhrkamp Taschenbuch 1148), Suhrkamp, Frankfurt 1985, pp. 27-32.

# 8

# EL SANADOR HERIDO

*"Los clientes acuden a nosotros para sanarnos".*

¿Qué es lo que motiva a una persona para abrazar la profesión de terapeuta, o para dedicar seis años de su vida a estudiar psicología? A menudo son las heridas de la propia historia de la persona, y también las heridas de sus familiares más próximos, las que la llevan, consciente o inconscientemente, a emprender este camino. Buscamos sanación para nosotros o nuestros seres queridos, y la encontramos (¡ojalá!) al menos para nosotros, en nuestra formación profesional y en el ejercicio de la actividad terapéutica[1]. La vocación siempre tiene que ver con uno mismo. Por eso, Carl Gustav Jung habló ya del sanador herido. Porque son precisamente las propias heridas las que hacen que una persona sea sensible al sufrimiento del otro. Por eso es importante que el terapeuta comprenda y sane sus propias heridas. "Conócete a ti mismo" es el

1. A veces, detrás de la opción por una profesión de ayuda o un compromiso político está originariamente, a menudo de forma inconsciente, el deseo de ayudar o hacer felices a los propios padres. Pero esta tentativa está condenada al fracaso.

lema grabado en piedra sobre la entrada del antiguo templo del oráculo de Delfos. Lo que es una necesidad para los buscadores y las personas despiertas es especialmente cierto para los terapeutas. Porque su profesión es en el fondo un camino de autoconocimiento. En este camino adquiere una comprensión más profunda, no solo de sí mismo, sino también de los demás y de la existencia humana en general. Poco a poco llega a conocer bien a las personas. Y a la vez desarrolla un corazón compasivo.

Yo digo con frecuencia que mi profesión me parece maravillosa y que la ejerzo con pasión. Pero es también extraordinariamente exigente y requiere mucho de mí. Porque para poder contribuir a la sanación de otro tengo que haber labrado y preparado mi campo en profundidad. Solo entonces da fruto para ser labrado y preparado de nuevo. En mi opinión, un terapeuta que no pasa por su propio proceso de sanación y crecimiento no sirve para mucho. Debería acometer esta tarea urgentemente. En la decisión de ejercer una profesión de sanación va inherente también el deber de trabajar de forma continua en uno mismo. Esto no quiere decir que uno tenga que acudir constantemente a una terapia individual. Y tampoco significa que no pueda empezar la actividad terapéutica hasta que haya ordenado por completo su propia casa. Porque entonces no empezaría nunca. Se trata más bien de tener la disposición de conocerse a sí mismo cada vez más y de hacer todo lo necesario en su camino para llegar a estar sano e íntegro.

Del mismo modo que todo en la vida es cíclico, así también se alternan en cada persona periodos de inquietud y momentos de sosiego. Son precisamente los tiempos intranquilos y difíciles los que nos hacen crecer. Si un terapeuta tiene problemas que pesan sobre él, lo más sensato es que busque ayuda profesional. Así, volverá a conocerse a sí mismo un poco mejor. Con todo, también los tiempos sosegados y tranquilos son idóneos para hacer algo por uno mismo, porque es precisamente en esos momentos cuando uno no está sometido a ninguna presión de sufrimiento interior y, de este modo, muestra una mayor apertura justamente a lo que quiere mostrarse.

Nuestros mejores maestros son nuestros clientes. En el trato con ellos nos experimentamos a nosotros mismos. En este sentido deseo a cada terapeuta que tenga al menos un cliente difícil. De esta manera se muestran inevitablemente nuestras carencias de conocimientos teóricos, igual que los temas personales que no hemos resuelto y las heridas de nuestra vida que no hemos curado. Esto sucede de dos maneras: por un lado, a través de los contenidos y, por otro, a través de la relación. Prácticamente todos los terapeutas han tenido la experiencia según la cual en ciertos momentos varios de sus clientes, de manera sorprendente, quieren afrontar un mismo tema específico. Casi parece que se hubieran puesto de acuerdo, pero en realidad es un fenómeno de resonancia respecto al terapeuta. Entonces se plantea de forma repetida, por ejemplo, la pérdida de un ser querido. O de un hijo abortado. O los abusos sexuales sufridos. Así, el terapeuta tiene la oportunidad de sanar una herida propia, ya sea de carácter personal o sistémico-familiar, junto con sus clientes.

Por otro lado, en la relación entre el cliente y el terapeuta se manifiestan las dificultades propias, que se hacen visibles en este encuentro actual con el otro, aun cuando tengan que ver con la propia historia. El tema de la transferencia y la contratransferencia es un terreno muy investigado en psicología, y con razón se le atribuye una gran importancia[2]. Así, un cliente que habla continuamente y es incapaz de escuchar puede encolerizar a un terapeuta. Y esto

2. Un libro excelente, que trata este tema en forma de novela, es la obra de Rodrigo Muñoz Avia, *Psiquiatras, psicólogos y otros enfermos*, Alfaguara, Madrid 2005.

sucede sobre todo si el terapeuta tuvo en la infancia la experiencia de que su madre hablaba continuamente, pero sin interesarse por él. El enfado interior, que puede emerger en contacto con el cliente, probablemente está en realidad dirigido contra su propia madre. Este ejemplo sencillo muestra la utilidad de la supervisión para el terapeuta, para que distinga su propia historia de la de su cliente y pueda separarlas. Solo entonces puede acompañar de manera útil al cliente en su proceso terapéutico. La supervisión continuada le ofrece un marco dentro del cual cuidar de su propio campo. Con la ayuda de colegas experimentados tomará conciencia de temas y heridas personales que después podrá abordar con el fin de sanarlos. Además, aprenderá otras posibilidades de intervención para la situación actual con sus clientes. De esta manera gana en competencia terapéutica. Con todo, la mejor supervisión no puede aportarle a uno, ni de lejos, tanto como la vida misma, si uno se expone a ella radicalmente y aprende de ella.

# 9

# FORMACIÓN EN UN MODELO TERAPÉUTICO

*"Hace falta tener un suelo firme bajo los pies para estar bien plantado".*

En nuestros días, la sociedad exige, debido a la estandarización y la regulación imperantes en ella, un título universitario en psicología clínica a cualquier persona que quiera ejercer de psicólogo. Con el fin de crear un marco legal para las numerosas personas que ofrecen tratamientos terapéuticos sin título universitario se introdujo en Austria, por ejemplo, la categoría *"Lebensberater"* –consejero de vida–. Aun cuando parece que este movimiento conduce inevitablemente a una sociedad cada vez más regulada, en la que fuertes grupos de presión luchan por sus intereses a costa de los de otros (solo hace falta considerar, por ejemplo, la relación de la medicina alopática con la homeopática), yo desearía cuestionar esta perspectiva del único camino correcto. Y cito a Carmelo Monedero, catedrático de Psicopatología en la Universidad Autónoma de Madrid:

*"Los alumnos, ilusionados, se inscribieron en la facultad de psicología con la tópica pretensión de conocerse a sí mismos y a los demás. Pronto fueron convencidos, sin la menor resistencia, de que la Psicología es la ciencia de la conducta, y ocupados en actividades presuntamente científicas como la estadística, la biología o la psicología del aprendizaje. En poco tiempo es tal la cantidad de prejuicios que han acumulado, que están incapacitados para el conocimiento de cualquier fenómeno humano. (...) Los profesionales de la Psicología suelen distanciarse de la corriente cientifista académica y, gracias a ello, están en condiciones de aplicar su sano juicio a la resolución de problemas psicológicos; eso si su paso por las facultades de psicología no les incapacitó ya, de por vida, para enfrentar cualquier temática de índole psicológica"*[1].

Independientemente de haber estudiado la carrera de psicología o tener conocimientos de determinadas técnicas o métodos terapéuticos, un buen terapeuta necesita al menos varios años de *formación terapéutica* en un modelo psicoterapéutico. ¿Por qué tiene esto tanta importancia? Hay una serie de razones:

- Adquiere una comprensión del individuo en la interacción con su entorno, y también la comprensión de las heridas y patologías del ser humano. Neurosis, obsesiones, bipolaridad, trastorno límite de la personalidad, psicosis, personalidad múltiple, conducta disociativa o esquizoide, trauma y trastorno de estrés postraumático... hay que conocer todo esto y mucho más para poder reconocerlo, si llega el caso, en un cliente, pues este no llega a la terapia, por regla general, con un diagnóstico bajo el brazo. Solamente de este modo puede el terapeuta reaccionar convenientemente y

1. Tomado de Carmelo Monedero, *Antropología y psicología*, Ediciones Pirámide, Madrid 1995, p. 10.

tratar a su cliente de manera apropiada. Y más importante aún es que solo entonces puede reconocer sus propios límites como terapeuta y, gracias a ello, puede evitar el causar daños al moverse con el cliente en un terreno del que no sabe nada o, al menos, no lo suficiente.

- Gracias a ella desarrolla también una estructura unitaria de la comprensión y el pensamiento sobre las realidades humanas no solo interpersonales sino también intrapsíquicas. Esta estructura adquirida le permite integrar, con el paso del tiempo, otros principios y métodos terapéuticos. Esto no lo ofrece la carrera de psicología, que consiste en una simple acumulación de los contenidos más dispares. Para que se pueda producir una integración interior de diferentes principios se necesita primero, por un lado, una cierta estructura fundamental que permita un diálogo fructífero con otros modelos terapéuticos y de pensamiento. A través de este diálogo se fomenta, con el tiempo un proceso de integración en el terapeuta. La integración es un logro personal; la persona durante un tiempo prolongado elabora, reflexiona, y digiere sus experiencias y conocimientos. Se queda con lo mejor y se despide de lo que percibe como demasiado angosto, limitado o ineficaz. Esto es cualitativa y fundamentalmente distinto de una pura acumulación de diferentes técnicas y modelos de explicación, aprendidos por el terapeuta sin integrarlos en un todo propio.
- Aprende toda una serie de posibles intervenciones terapéuticas que pueden contribuir a sanar la herida del cliente. Aunque cada escuela psicológica tiene una comprensión diferente de cómo se ha de configurar el proceso de sanación del cliente, esta comprensión es en sí concluyente. De acuerdo con ella, se han desarrollado métodos de

intervención idóneos con el fin de posibilitar este proceso y mantenerlo en marcha, hasta llegar a un cierre sanador. Esta serie de intervenciones forma parte de las herramientas del terapeuta.

- La participación en –y la observación de– un proceso terapéutico del cliente durante un periodo de tiempo prolongado tiene una importancia fundamental. Problemas puntuales en la situación presente de un cliente se pueden resolver con frecuencia en unas pocas horas de terapia. Por el contrario, los movimientos profundos en una persona necesitan su tiempo, a menudo varios años, porque el alma es lenta, y el ser humano es un ser complejo. Es importante que el terapeuta pueda distinguir unos de otros. Solo entonces puede evitar una burda simplificación que no hace justicia a la persona que tiene a su lado. Al mismo tiempo, de ello surge una serenidad interior. Al saber que "no se puede arreglar el mundo en un día", el terapeuta evita la tentación de exigirse demasiado a sí mismo o a su cliente, lo cual llevaría a una presión agresiva. Esto no está en contradicción con su esfuerzo por ser un terapeuta eficaz.
- Junto con la formación en un modelo terapéutico se da un proceso personal de varios años. Uno planta su propio jardín, lo cava y lo cuida. Es la experiencia propia –precisamente también de nuestras dificultades personales– lo que nos ayuda a comprender a nuestros clientes con sus dificultades.

# 10

# LA COMPRENSIÓN DE LAS LEALTADES FAMILIARES

*"El individuo como tal permanece unidimensional. Su profundidad se manifiesta solo en el contexto de su familia".*

Pienso que es indispensable que todo terapeuta desarrolle una comprensión sistémica del ser humano. De no ser así, no se pueden percibir y comprender suficientemente las profundas lealtades entre un cliente y su familia. Para la persona, estas lealtades o fidelidad a su familia son formas de conducta naturales. Sencillamente pertenecemos, y esto nos configura. Solo cuando esta fidelidad nos hace infelices, se convierte en un problema. En este caso se puede distinguir entre las lealtades a menudo conscientes o casi conscientes del cliente a sus padres, que, por decirlo así, aparecen visiblemente en la superficie, y las lealtades invisibles que están arraigadas en la profundidad del inconsciente familiar.

La fidelidad del hijo a sus padres se manifiesta en el deseo del hijo de que sus padres sean felices. Este deseo del corazón es inherente a todos los niños. Junto con la necesidad de ser amados por sus padres, este deseo es la motivación y el impulso más fuerte en un niño. Estos dos motivos a menudo se refuerzan mutuamente, y esto los convierte para el niño en una meta que todo lo domina. Así, por ejemplo, puede ser que una madre depresiva no dé a su hijo el amor y la atención que él necesita. En lo sucesivo, el niño intentará desesperadamente hacer feliz a su madre y, con ello y al mismo tiempo, ganarse su amor. El niño desarrolla múltiples estrategias creativas e inteligentes para alcanzar su fin. Tal vez llegue a ser el mejor de la clase o el sol en el hogar familiar, o tal vez hiperactivo o anoréxico. Todos somos hijos de nuestros padres. Aun cuando he trabajado con miles de personas, hasta ahora no he encontrado ni una sola que haya sido capaz realmente de hacer felices a sus padres. Ningún hijo tiene el poder de "mejorar" el destino de sus padres, y ninguno puede conseguir de ellos, por más empeño que ponga, más amor del que pueden darle.

Ahí el hijo choca con sus límites y entra en contacto con su impotencia. Esta nos enseña a abandonar esa empresa imposible, a tomar distancia de nuestros padres y a vivir nuestra propia vida. El ser humano se hace adulto en este movimiento.

Si el hijo o la hija no se separan y se distancian –o no lo hacen suficientemente– de su madre o de su padre, y siguen entregándose fielmente a esta "misión imposible" de querer hacer felices a sus padres, la consecuencia son modos de conducta problemáticos: desde los fracasos profesionales, pasando por las dificultades en la vida de pareja o la imposibilidad de encontrar pareja, hasta las enfermedades. Así, parece que a algunas personas el hecho de dejar tras de sí a sus padres y vivir más felices que ellos se les presenta como un límite aparentemente insalvable. Porque lo viven en su alma de niño como una infidelidad y traición. Y este movimiento de alejarse de los padres e ir hacia la propia vida es aún más difícil si uno ha recibido poco amor y cariño de sus padres en la infancia. Es precisamente el sentimiento de no haber recibido (aún) lo suficiente, lo que nos ata a nuestros padres. Porque se mantiene la esperanza infantil según la cual si uno se queda algo más de tiempo a su lado y sigue haciendo todo lo posible, finalmente experimentará todo el amor que tan dolorosamente ha echado de menos.

Pero esto es una pura ilusión que no se cumple. Lo que los padres pueden darnos nos lo han dado ya. Y no hay más. En este intento que carece de sentido, lo único que ocurre es que uno pierde el tiempo de su vida. Se trata de madurar internamente, conectarse con lo que uno ha recibido y hacer que dé fruto en la propia vida.

En las Constelaciones Familiares se habla de la necesidad de *tomar a los padres*. Esto consiste en el asentimiento a los padres tal como fueron y como son. Es un movimiento interior profundamente sanador y fortalecedor en la propia alma. Pero uno puede tomar a sus padres únicamente si primero se ha distanciado de ellos. De lo contrario, no es posible. Este es un aspecto que no es tenido en cuenta por algunos terapeutas de Constelaciones Familiares, lo que tiene como consecuencia que este tomar a los padres, en lugar de ser un movimiento liberador, sea un refuerzo de la relación simbiótica y absorbente.

La fidelidad a la familia como unidad autónoma –llamada "alma familiar" en las Constelaciones Familiares– se expresa de múltiples formas, pero por norma general es totalmente inconsciente. Dentro de una familia se transmiten a los descendientes los problemas no resueltos. Entonces puede suceder que un descendiente se sienta atraído inconscientemente hacia un abuelo o una tía, un niño que falleció, una víctima o un perpetrador en el sistema familiar; y muchas veces sin haber conocido personalmente a ese miembro de la familia. Sin embargo, en sus sentimientos, su pensamiento y su conducta se refleja la persona en cuestión y los acontecimientos de entonces de manera indirecta. Es como si se encontrara en la película equivocada. Se podría decir que el sistema familiar busca, en el presente y por medio de este "mecanismo", la sanación del pasado. Esto sucede a costa del bienestar del descendiente, que soporta lealmente la carga del pasado sin comprenderlo. Luego, puede pasar que busque un terapeuta para resolver su problema *actual*. Sin embargo, solo podrá recuperar su libertad para recorrer su propio camino si se hace consciente de estos vínculos personales con personas y acontecimientos del pasado de su familia. Al mismo tiempo, justo este reconocimiento consciente de los acontecimientos pasados y de las personas implicadas en ellos, realizado por el descendiente, es lo que tiene un efecto pacificador y sanador en el sistema familiar.

# 11

# SOBRE EL TRAUMA

*"Una terapia integradora del trauma tiene que usar herramientas para la identificación, la comprensión y el tratamiento de las consecuencias que los traumas tienen en el cuerpo y la psique. No es posible sanar lo uno sin lo otro".*

*–Babette Rothschild*

Dedico un capítulo de este libro al tema del trauma porque lo considero un elemento esencial en la actividad terapéutica que recibe poca atención en algunos procesos de formación. Y son justamente las vivencias traumáticas las que dejan las heridas más profundas en una persona.

Pero soy también consciente de que en la terapia hay modas que aparecen de repente y se convierten en auténticas epidemias; y de pronto se "descubren" por todas partes abusos sexuales, maltratos psicológicos y otros traumas. Esta manera de etiquetar es lo que crea en algunos casos el problema y, además, marca como víctima al cliente. Como consecuencia, el cliente estará muy ocupado en liberarse de tal diagnóstico para poder volver a su vida sin tal preocupación[1]. Muy distinta es la situación de aquellas personas cuya vida diaria está claramente condicionada por las consecuencias de los traumas sufridos y que por esta razón buscan ayuda profesional.

Podemos distinguir cuatro clases diferentes de traumas:

- El trauma existencial tiene que ver con situaciones de amenaza para la propia vida, en las que se experimenta directamente peligro de muerte y angustia ante la muerte. Puede tratarse de una amenaza real o percibida como tal contra la propia vida o la integridad física. También puede ser causado al presenciar actos de violencia cuyas víctimas son otras personas.
- Un trauma de pérdida se produce sobre todo por la muerte repentina de una persona próxima, o como consecuencia de una separación brusca, ya sea prolongada o definitiva, de alguien con quien se tenía un vínculo emocional intenso.
- Un trauma de apego se ocasiona cuando la necesidad primaria de vinculación afectiva en un niño, –es decir, de amor, apoyo y seguridad–, no es satisfecha por los padres, y estos son inaccesibles para él, lo rechazan o incluso lo maltratan. De este modo es imposible que el niño establezca un apego seguro con sus padres.
- Un trauma de apego sistémico surge cuando todo un sistema familiar, un grupo social o un sistema social se encuentra bajo la influencia de acontecimientos traumáticos en los que se han visto implicados miembros del sistema. Se trata, por ejemplo, de la guerra, el asesinato, la violencia extrema o el incesto. En estos casos, también los miembros inocentes del sistema están bajo el influjo de estos acontecimientos, porque dependen de su sistema.

---

1. Cuando sencillamente "dejamos estar" las palabras con las que describimos problemas y dificultades, los supuestos problemas dejan de existir. Este "no nombrar" es una disciplina poderosa para librarse de falsos problemas.

Acontecimientos traumáticos son, a menudo, aquellos en los que algo sucede en exceso o demasiado deprisa y no dejan al afectado ninguna salida, aunque se siente en peligro. Frecuentemente vienen acompañados por sentimientos de desvalimiento y desprotección. Se puede tratar de una situación de peligro real o de un estado percibido así subjetivamente, que el afectado vive como perder la tierra bajo los pies. En este momento se disocia porque sus capacidades de procesar lo que ocurre se saturan; una parte de sí ya no percibe a otra parte suya, como por ejemplo el propio cuerpo o ciertas emociones. Este mecanismo de supervivencia, inherente en todos nosotros, conlleva momentáneamente a una división de ciertas experiencias. Pero si, una vez que la situación de peligro ha pasado, no llegamos a una integración de estas partes disociadas, entonces estas "figuras de trauma fijadas" llevan una vida propia en la persona afectada y siguen manifestándose incluso años o decenios más tarde.

Dependiendo de la situación, puede tratarse de una experiencia traumática única del afectado, como en el caso de un asalto o de un accidente de tráfico, pero también de vivencias traumáticas **repetidas**, como en el caso de abusos sexuales reiterados o de continuas vivencias de violencia en el hogar familiar. Pero hay también un trauma **acumulativo** que puede pasar desapercibido fácilmente. En este caso, el acontecimiento como tal parece casi insignificante, pero su repetición durante un prolongado espacio de tiempo tiene un efecto igualmente traumatizante en el afectado. Esto ocurre sobre todo durante la infancia, porque cuanto más pequeño es el niño, menos posibilidades tiene de manejar estas situaciones sin fragmentarse interiormente. Por ejemplo, el trato negligente continuado por parte de los padres, o el comportamiento histérico imprevisible de un padre o una madre pueden llevar a un niño a desarrollar un trauma de apego.

Dado que las vivencias traumáticas y las heridas que resultan de ellas son producidas la mayoría de las veces en contacto con otra persona, estas se hacen perceptibles, habitualmente, en el marco de las relaciones humanas. Sobre todo cuando algo en la situación actual recuerda al suceso de entonces –a través de los llamados *trigger* o detonantes–. Al mismo tiempo aparece una serie de síntomas físicos. Entre las consecuencias típicas se encuentran:

- La vivencia repetida del acontecimiento traumatizante a través de diferentes canales sensoriales, los llamados *flashbacks* ("vivencias retrospectivas").
- Una excitación excesiva crónica del sistema nervioso autónomo, como fuertes palpitaciones, sudores fríos, palidez, respiración agitada, hipervigilancia o facilidad para entrar en estado de susto.
- La evitación (a menudo inconsciente) de todas las cosas y situaciones que recuerdan el trauma sufrido.

Dependiendo de la intensidad de las consecuencias del acontecimiento se habla de estrés postraumático o de un trastorno complejo de estrés postraumático (TEPT), en el que la actividad funcional del afectado en su vida diaria queda claramente limitada. En la sanación de los traumas es necesario seguir paulatinamente cada una de las diferentes etapas del tratamiento: estabilización, distanciamiento, exposición al trauma, elaboración del duelo e integración. Estas etapas no siguen una secuencia lineal, sino que más bien ocurren en un ir y venir cuidadoso de una a otra con el cliente. La sanación de traumas sufridos ocurre a pasos pequeños y a un ritmo pausado, para evitar que la persona sufra una retraumatización, que ocurre cuando lo vivido entonces la sobrecoge de nuevo, dejándola indefensa.

En los últimos años se han popularizado técnicas para el tratamiento de los traumas como *somatic experience, EMDR*, o el *brainspotting*. Ahora bien, cada técnica tiene sus puntos fuertes y sus puntos débiles, y lo que es eficaz en un cliente fracasa en otro. Más útil que cualquier técnica es una comprensión fundamental por parte del terapeuta. Con ella puede ayudar realmente a su cliente y afinar mejor sus modos de proceder en función de la situación específica del afectado, en vez de imponerle un tratamiento rígido.

La presentación de un panorama global sobre el tratamiento y la sanación de traumas sobrepasaría el marco de este libro. Solo puedo recomendar a los lectores que se ocupen de este tema con más profundidad. Esto redundará en beneficio de los numerosos clientes, que muchas veces sufren las consecuencias de traumas sin que estos sean reconocidos a su debido tiempo y tratados adecuadamente[2].

2. Véanse las obras de Peter Levine, Luise Reddemann, Franz Ruppert, Babette Rothschild, Onno van der Hart.

# III

## LA RELACIÓN TERAPÉUTICA

*"El fundamento de la existencia humana es doble y, sin embargo, único:*
*el deseo de todo ser humano de ser confirmado como aquello que es,*
*o incluso como aquello que puede llegar a ser;*
*y la capacidad innata del ser humano de confirmar*
*a sus semejantes de este modo".*

*–Martin Buber*

Nos necesitamos mutuamente. El ser humano es un ser social. Una persona que no tenga ningún contacto con otra se atrofia y muere. Nuestro entorno tiene una importancia vital para nosotros. Y solo en contacto con los otros nos reconocemos a nosotros mismos. Martin Buber subraya en la cita anterior el significado existencial del encuentro mutuo entre las personas. Cada ser humano tiene necesidades básicas en el contacto con sus semejantes, y de la satisfacción de estas depende la calidad de la relación. Esto es de suma importancia especialmente en la relación entre el terapeuta y el cliente, ya que esta relación es esencial para la sanación de las heridas del cliente.

# III

# 12

# NECESIDADES BÁSICAS EN UNA RELACIÓN

*"La relación es lo que sana".*

*–Carl Rogers*

En el encuentro interpersonal cada persona tiene sus necesidades, de cuya satisfacción depende si la relación es vivida como enriquecedora, insignificante o nociva. Mientras que esas necesidades no tienen una importancia excesiva para nosotros en los encuentros superficiales, devienen muy relevantes cuando se trata de personas importantes o próximas a nosotros, como los amigos, nuestra pareja, parientes, figuras directivas e incluso también nuestro terapeuta.

¿Cuáles son estas necesidades básicas que queremos que sean satisfechas en la relación con nuestros semejantes? Podrían ser infinitas, pero la mayoría de ellas se pueden agrupar en las que enumeramos a continuación. Aun cuando aquí las considero en el contexto de la relación terapéutica, valen en general para toda clase de relaciones. La enumeración es arbitraria y no representa una escala de valores[1].

1. Resultado de un proyecto de investigación del *Institute for Integrative Psychotherapy*, Nueva York. Véase Richard Erskine, *Más allá de la empatía*, Desclée De Brouwer, Bilbao 2011.

- Ante todo puede que esté la necesidad de seguridad, y esto afecta tanto a la integridad física como a la emocional. La seguridad es un sentimiento de estar a la vez abierto y vulnerable y, al mismo tiempo, en armonía con el otro. Para ello se requiere una conducta respetuosa por parte del terapeuta, que no humille al cliente ni represente ningún peligro para él.
- Necesitamos sentirnos acogidos por una persona que sea percibida como estable, digna de confianza y protectora. De este modo, la relación gana en constancia y le da a uno la sensación de tener un suelo firme bajo los pies. Esto contribuye a que la relación terapéutica sea vivenciada como segura, estable y digna de confianza.
- Tenemos necesidad de que nuestras vivencias sean confirmadas por alguien que haya tenido vivencias semejantes. Esto vale no solo para nuestras experiencias, sino que incluye también nuestros pensamientos y fantasías. Justamente por eso uno se siente comprendido. Aquí puede ser útil la revelación de una experiencia personal por parte del terapeuta, siempre y cuando sea seleccionada cuidadosamente y sea significativa para el cliente.
- Para cualquier persona es importante en una relación expresar su singularidad y sentir que es reconocida y respetada por el otro. Esta autodefinición se muestra a través de las preferencias, actitudes, ideas e intereses personales. Estos han de ser respetados por el terapeuta, aun cuando no esté de acuerdo con ellos, de modo que el cliente no se sienta rechazado o avergonzado.
- Todos tenemos necesidad de sentirnos valorados, confirmados e importantes en la relación. Necesitamos sentirnos

vistos y tomados en serio por nuestro interlocutor. Para ello los sentimientos del cliente necesitan una respuesta no solo verbal, sino también afectiva por parte del terapeuta que de esta forma confirma los sentimientos del cliente.

- El ser humano necesita tocar al otro en su interior y dejar una huella en él. Esto se muestra en la vivencia según la cual mi interlocutor se deja conmover por mi presencia y por mi propia experiencia, como si fuera una cuerda que vibra en resonancia. Un terapeuta que esté en armonía con su cliente responde con compasión a la tristeza o al duelo de este, le transmite una sensación de seguridad y protección cuando se siente angustiado, lo toma en serio cuando está enfadado y se alegra con él cuando tiene algo que celebrar.
- A veces necesitamos de que el otro tome la iniciativa y dé el primer paso. Esto puede suceder, por ejemplo, por medio de una pregunta, una invitación o una llamada. Este primer paso por parte del terapeuta puede contribuir de manera significativa a establecer una relación terapéutica, porque confirma al cliente que para el terapeuta la relación es importante.
- Necesitamos expresar amor. Lo hacemos, por ejemplo, cuando manifestamos al otro nuestro agradecimiento, nos mostramos afectuosos o cuando hacemos algo de buen grado por él. Esta necesidad queda satisfecha cuando el otro percibe también esta expresión de amor, la aprecia y la acoge. Despachar esta conducta del cliente como un intento de manipulación, tal como se enseña en algunas escuelas terapéuticas, estrecha la mirada e ignora que puede ser sencillamente una expresión de una necesidad profundamente humana.

Es interesante que en este resumen de las necesidades básicas dentro de una relación no se haya enumerado como un punto específico *el recibir amor*. Pues ¿qué significaría el amor en la práctica? ¡Lo que nosotros experimentamos como amor es la respuesta adecuada que da el otro a las necesidades que acabamos de describir!

En la percepción y el trato respetuoso de las necesidades del cliente se manifiesta la actitud amorosa del terapeuta. Esto es realmente importante para la relación entre el terapeuta y el cliente. Pues precisamente la experiencia que tiene el cliente en la relación con su terapeuta puede ser una contribución muy relevante para la sanación de las heridas del cliente.

# 13

# LA EMPATÍA

*"El arte consiste en poder ponerse ocasionalmente en la piel del otro, sin perderse en ella".*

La empatía es la capacidad de ponerse en la piel del otro y percibir sus sensaciones corporales, sus sentimientos y pensamientos. Es propia de todos los seres humanos, aun cuando puede desarrollarse con intensidad diferente e incluso atrofiarse en algunas personas. Así, un entorno cruel puede amputar en un niño la empatía para el resto de su vida. Por el contrario, algunas personas han desarrollado esta capacidad en un alto grado, hasta alcanzar un sentido casi telepático. Todo ser humano conoce esta experiencia empática con sus semejantes. Se parece a la percepción espontánea de lo que sucede en lo profundo del otro, más allá de palabras y máscaras. Uno puede entrenar y desarrollar su propia capacidad empática como si se tratara de un músculo. A ello contribuye, por ejemplo, la experiencia de hacer de representante en las Constelaciones Familiares.

La neurobiología ha encontrado en el cerebro las llamadas "neuronas espejo", que se encuentran en la corteza frontal, como la instancia corporal que posibilita la empatía. Tal vez no sería tan erróneo considerarlas como un órgano sensorial más, que dota al ser humano con el sentido de la empatía y le sirve, exactamente igual que los demás sentidos, para percibir su entorno, del mismo modo que el sentido del oído, el sentido del tacto, el olfato, el sentido del equilibrio, etc.

En la terapia se necesita una sintonía constante y una implicación por parte del terapeuta, que reconoce y valora las necesidades de su cliente y, de este modo, al mismo tiempo las normaliza. La sintonía empieza con la empatía, es decir, ser sensible hacia las sensaciones del otro, su ritmo interior, su estado en este momento y la etapa actual de su desarrollo, y de responder de buen grado a todo ello.

Algunas personas son rápidas, otras tranquilas y otras lentas. Y también esto cambia dependiendo de la situación[1]. Es importante percibir el ritmo interior del cliente y adaptarse a él. A menudo el terapeuta tiende a ser demasiado rápido. Cuando, al contrario, procede con excesiva lentitud, puede llegar a aburrir o incluso impacientar a algunos clientes. En la terapia no tiene ningún sentido avanzar más rápido que el cliente, porque entonces este ya no puede seguir el proceso. En la terapia de los traumas, el ralentizamiento del proceso terapéutico es incluso un elemento decisivo cuando se trata de los recuerdos de acontecimientos traumáticos. De este modo se evita que el cliente se sienta avasallado de nuevo por las emociones de aquel momento.

Hay momentos en la vida en los que uno se siente firme y estable, y otros en los que tiene la sensación de que le quitan el suelo bajo los pies. El terapeuta no tiene siempre las informaciones pertinentes sobre la situación actual del cliente. No obstante, puede ponerse en su lugar y percibir su situación interior. ¿Está tranqui-

1. Véase, sobre esta cuestión, una hermosa novela de Sten Nadolny, *El descubrimiento de la lentitud*, Edhasa, Barcelona 1989.

lo y relajado o tenso? ¿Está alterado, triste o lleno de angustia? Gracias a esta percepción de lo que le pasa al cliente, el terapeuta puede, si hace falta, indagar más y de esta manera responderle adecuadamente. Mientras que en algunos momentos se trata de mirar con el cliente a los demonios interiores de éste a la cara, en otros lo único acertado puede ser sencillamente permanecer a su lado para darle calma y apoyo.

Los humanos somos seres orgánicos. Crecemos y cambiamos continuamente, como todo lo demás en la naturaleza. De un arbolito recién plantado no se pueden esperar frutos. Así, también en la terapia es importante percibir a qué punto de desarrollo ha llegado el cliente en su proceso de sanación. Solo de este modo se puede evitar exigirle demasiado o no acertar en este momento con intervenciones terapéuticas inapropiadas.

Quiero dar un ejemplo al respecto:

Cuando una persona pierde a un ser querido, empieza en ella un proceso de duelo y despedida. Junto a la tristeza y el dolor de la despedida, emergen numerosos recuerdos y sentimientos intensos, a veces contradictorios. Todo esto revuelve interiormente a la persona, la cual necesita tiempo para serenarse. Nadie supera la pérdida si se queda solo en su habitación. Para elaborar el duelo es necesario el acompañamiento de personas compasivas que sepan escuchar y consolar. Si el afectado logra elaborar el duelo de este modo, las vivencias interiores de los primeros meses son intensas, para después disminuir con el tiempo. Tras pasar por el primer aniversario, con frecuencia a lo largo del segundo año, el duelo se acerca poco a poco a su final.

Así la situación es muy diferente en una terapia si alguien expresa su dolor cuando han pasado solamente tres meses desde la muerte del ser querido o si han transcurrido ya tres o treinta años.

En ambos casos se manifiesta el duelo. No obstante, mientras que en el primer caso es apropiado dar al cliente la posibilidad de expresar su dolor y su enfado, acompañándole, ya que éste suele ser poco tolerado por la sociedad ("No llores más..."), en el segundo caso se trata más bien de investigar a qué se aferra el cliente en su duelo. Así, puede ser que en el momento de la pérdida sencillamente no tuviera a nadie que lo acompañara en su duelo y, por tanto, no pudo llevarlo a término. También es posible que detrás del duelo se oculten sentimientos y pensamientos de carácter más bien rencoroso y enojoso que, confrontados por el terapeuta, por fin salen a la luz. Igualmente puede ser que se trate de una mezcla de ambos[2].

En una sesión terapéutica, el cliente solamente puede llegar hasta un determinado punto. Eso es lo máximo posible en ese momento. Los movimientos interiores profundos avanzan poco a poco, el alma es lenta. No tiene ningún sentido que el terapeuta insista en el intento de "empujar el río", por decirlo así. Es el cliente quien determina el ritmo. Al mismo tiempo, yo he experimentado en mí mismo y he podido observar en otras personas –y me fascina siempre de nuevo– que a veces es posible desinfectar viejas heridas y sanarlas en unas pocas sesiones terapéuticas.

2. A quien desee saber más sobre este tema le recomiendo el libro de Alba Payas, *Las tareas del duelo*, Paidós, Barcelona 2010.

# 14

# LAS DIFERENTES EDADES EN EL CLIENTE

*"Evite incrementar el drama siempre tenso entre padres e hijos. Les roba mucha fuerza a los hijos y agota el amor de los padres, que es eficaz y cálido, aunque no comprenda. No les exija ningún consejo y no cuente con ninguna comprensión de su parte, pero crea en su amor que le ha sido reservado como una herencia, y confíe en que en ese amor hay una fuerza y una bendición de las que no tendrá necesidad de salirse para ir muy lejos".*

*–Rainer Maria Rilke*

Un adulto no es solamente un adulto. Lleva consigo su historia de vida, en la que se reflejan las diferentes etapas de su desarrollo. Así, en una persona se encuentran todos sus recuerdos e improntas, que la vinculan directamente a sus diferentes edades –desde la concepción hasta el día de hoy–. Por consiguiente, se necesita solo un disparador adecuado en el presente para dar vida a esta o aquella escena del pasado y, a veces, volver a vivirla como si fuera real de nuevo. Se dice entonces que la persona se encuentra en una regresión, "ha retornado" a una determinada edad con los sentimientos, pensamientos y formas de conducta de aquel momento. Todos "regresamos" con regularidad, e incluso diariamente.

Por lo general, estas regresiones son breves, pero hay también personas que viven la mayor parte del tiempo en un estado regresivo. Son determinados momentos cotidianos, que aprietan el botón correspondiente, por decirlo así, y desencadenan una regresión. En contacto con una autoridad, por ejemplo, un jefe en el ámbito laboral, puede suceder que uno se sienta de repente pequeño, o rebelde. Interiormente se convierte en un niño temeroso o en un adolescente que se rebela. Esto le sucede de manera involuntaria, y no es simplemente un recuerdo del pasado. Por el contrario, a menudo uno no es en modo alguno consciente de la relación entre la situación actual y las escenas pasadas de su vida.

También los propios padres, la suegra, colegas del trabajo, un vecino y sobre todo la propia pareja pueden provocar en nosotros alguna forma de regresión. La mayoría de los conflictos en una relación de pareja no ocurren realmente entre los dos miembros de la pareja, sino que en el fondo se producen entre uno de ellos y su padre o su madre. Este conflicto se escenifica, por decirlo así, con la pareja y, de este modo, es traído al presente, donde está fuera de lugar. Porque en realidad se trata de un niño interior o de un adolescente interior, a veces también de un joven adulto interior, al que todavía le duele la herida recibida en otro tiempo. Experimentamos una regresión a una edad en la que una necesidad fundamental en la relación con una persona importante para nosotros en aquel momento no fue satisfecha. Una regresión es en el fondo una expresión de la propia necesidad de sanación.

Así, en la vida cotidiana oscilamos entre estados de conciencia de niño, adolescente y adulto. Si logramos vivir en el presente, nos encontramos en nuestra edad real. Somos libres. Pero para ello necesitamos haber integrado nuestra historia personal.

Hace poco me dijo una cliente –una mujer en los cuarenta– lo importante que había sido para ella en la última Constelación Familiar decir "no" a su madre y poner distancia entre ellas, marcando de esta manera su propio espacio. Durante años, en la terapia había trabajado una y otra vez sobre los acontecimientos traumáticos de su infancia, para volver a caer siempre de nuevo en un estado de conciencia infantil. Sin embargo, desde la experiencia en esta Constelación Familiar se siente más bien en un estado adolescente cuando experimenta una regresión. Ahora aprende a poner límites a otras personas porque dice "no" con más frecuencia y se siente más autónoma y menos dependiente. Cuento esto aquí porque muestra que un cliente tiene que recuperar a veces un desarrollo interior y en este proceso no puede omitir ninguna etapa esencial.

Así, es importante que el terapeuta sea sensible tanto al momento actual del desarrollo interior de su cliente como a la edad interior que se muestra cuando entra en regresión. De este modo puede tratar adecuadamente a su cliente; de lo contrario, se produce un desencuentro en lo relevante. Mientras que el trabajo con el llamado "niño interior" es un elemento fijo en la mayoría de los procesos terapéuticos, se habla poco del "adolescente interior". ¡Pero precisamente esta edad es muy importante para encontrarse a sí mismo, alcanzar una autonomía con respecto a las personas de referencia y despedirse de las relaciones simbióticas! Esta es la razón por la que a algunas de las personas que participan en mis cursos les he dicho: "Si yo fuera médico, te prescribiría una receta: dos veces al día, una dosis de egoísmo"[1].

1. Por supuesto, esta "receta" está contraindicada para personas de carácter narcisista, en las que únicamente se reforzaría su dinámica enfermiza. A este respecto, es lo mismo si se trata de un narcisismo manifiestamente convexo o de un narcisismo cóncavo más bien oculto.

# 15

# MITOS DE LA TERAPIA

*"Solo hay dos cosas infinitas: el universo y la estupidez humana".*

*–Albert Einstein*

A lo largo de los años he escuchado con frecuencia una serie de afirmaciones que circulan en el ámbito terapéutico. A veces las pronuncian los clientes, pero en ocasiones se oyen también en boca de algún colega. En mi opinión son malentendidos o creencias que no han sido objeto de reflexión y que, no obstante, pueden ejercer una influencia dañina en la relación terapéutica. Los llamo *mitos de la terapia*. A algunos de ellos desearía dedicarles aquí unas palabras.

**"El cliente no quiere cambiar"**

Naturalmente, puede ser que alguien acuda a la terapia solo porque su cónyuge le ha planteado este dilema: "¡O haces terapia o me separo de ti!". En este caso la motivación no es propia, y la terapia no es más que una coartada. Pero habitualmente los clientes recurren a la terapia porque quieren poner fin a un estado emocional de sufrimiento o superar una dificultad. Se esfuerzan seriamente para salir de esa situación, con frecuencia durante años. Algunos de ellos han hecho distintas terapias o han probado diferentes métodos, han invertido mucho tiempo y dinero para superar su dificultad, pero esta persiste. Entonces, a veces ocurre que algún terapeuta piensa o incluso dice: "Este cliente no quiere cambiar". O: "Su problema es su vicio y no quiere dejarlo". O también: "Si no cambia, es por falta de voluntad".

¿Que está pasando aquí? Lo primero es que el terapeuta se siente frustrado. Se ha esforzado en el trabajo con el cliente, a veces durante un tiempo prolongado, y ve que ha sido en vano. El problema no ha cambiado sustancialmente y todo sigue igual. Lo segundo es que ha llegado al límite de sus conocimientos. Los humanos somos seres realmente complejos, nuestro mundo interior es tan grande y diferenciado como el planeta en que vivimos. El terapeuta ha tratado las heridas del cliente según el mapa que le ha proporcionado su modelo terapéutico, o los diferentes modelos que ha ido aprendiendo con el tiempo. Pero cada modelo terapéutico tiene sus límites y, además, tiene una tendencia simplificadora, que hace que aparentemente todo quepa en el mismo saco, aunque no sea así. Puede suceder sin más que no sepa lo suficiente para poder ayudar a su cliente. En lugar de tomar conciencia de su frustración y de su falta de conocimientos, le resulta más cómodo culpar al cliente por su resistencia. Este, ahora, además de su problema, tiene que afrontar esta culpabilización arrogante por parte de su terapeuta. Y a menudo ya carga con un sentimiento de culpa porque se reprocha a sí mismo el hecho de que su situación no haya cambiado esencialmente a pesar de todos sus esfuerzos. Salta a la vista que esto es contraproducente desde el punto de vista terapéutico.

Quiero hacer dos observaciones a este respecto: cualquier estructura psicológica creada por una persona en su ser tiene originariamente la función de preservar, proteger y estabilizar, aun cuando con el tiempo pueda tener un efecto limitador e incluso destructivo sobre ella. La llamada "resistencia del cliente" a transformar una estructura o una conducta está siempre motivada por su bienestar y ha de ser tomada en serio. "Compréndeme antes de querer cambiarme" es una necesidad fundamental de todo cliente.

Por otro lado, no se debe esperar nunca que la misma intervención o técnica terapéutica lleve al mismo resultado en diferentes clientes. Tal vez la causa del fracaso esté en la elección de un momento inadecuado, en la selección de la intervención terapéutica o en su aplicación. Quizá sea necesario desarrollar algo nuevo para este cliente con el fin de acercarnos, de este modo, a su realidad única.

### "El terapeuta sabe lo que hay que hacer"

Esta afirmación se la he oído de vez en cuando a algunos de mis clientes en la terapia personal. ¡Si ellos supieran cómo se presentan las cosas en el interior de un terapeuta! Mientras que ellos se imaginan que tienen un guía seguro para el laberinto de su realidad interior, que sabe qué dirección tomar para llegar sano y salvo a la "tierra prometida", en realidad tienen a su lado a un especialista que muchas veces camina a tientas en la oscuridad como ellos. Al igual que Moisés puso su fe en la guía de Dios, también yo como terapeuta he puesto mi confianza fundamental en la fuerza de sanación que es inherente en cada ser humano.

Naturalmente, es cierto que un terapeuta sabe mucho sobre las patologías del ser humano, sobre las dinámicas que las suscitan y sobre las posibilidades de intervención para lograr la sanación. No obstante, es absurda la pretensión de establecer un diagnóstico preciso de la herida del cliente después del primer encuentro, y un plan de tratamiento exacto para el proceso terapéutico, como reclama el sistema de salud americano a sus psicoterapeutas. Conforme a ello, el éxito de tal planteamiento es limitado. En el trasfondo hay un error de lógica, que se basa en la cosmovisión mecanicista de Newton. El ser humano **no** es una máquina.

Si mi coche está averiado, lo llevo a un taller para que lo arregle un mecánico. Este localiza la avería y me dice: "Necesito tres días para reparar su coche. Después puede usted venir a recogerlo". Sin embargo, un ser humano no se puede reparar de esta manera. ¡De cuántas maneras distintas puede crecer un árbol y, no obstante, siempre busca la luz! Somos seres vivos, infinitamente más complejos que cualquier máquina. Cuando trato a una persona, pienso siempre en los procesos de crecimiento biológico, que necesitan su tiempo. El alma se transforma lentamente.

La psicología actual quiere ser una ciencia. Pero la ciencia empírica no presta atención al alma y a lo que determina y constituye la esencia personal. ¡Qué fácil sería si el ser humano pudiera ser reducido a una ecuación matemática, lógica y repetible en todo momento! Sin embargo, no es así. Desde el punto de vista biológico y fisiológico nos diferenciamos poco entre nosotros, pero desde el punto de vista histórico, con nuestra historia de vida personal, cada uno de nosotros es único. En este sentido doy la razón a Irvin Yalom cuando dice que un buen terapeuta tiene que crear una terapia nueva para cada cliente[1]. Esto sucede de nuevo en cada encuentro terapéutico. Por supuesto, el terapeuta se apoya en todos sus conocimientos y en su experiencia. Pero si quiere hacer justicia a la singularidad de su cliente, habitualmente se mueve en el reino del no saber. Exactamente igual que su cliente. Juntos encuentran el camino.

1. Aprecio mucho los libros de Irvin Yalom, un psicoterapeuta americano, y especialmente sus novelas y relatos breves.

**"Si un cliente acude a ti, quiere decir que estás preparado para él"**

Un buen terapeuta es aquel que tiene conciencia de sus límites. Un oftalmólogo no sabe prácticamente nada de los conocimientos especializados de un oncólogo. Ambos son médicos, pero eso es lo único que tienen en común. Un paciente es un mundo en sí y el terapeuta aprende algo nuevo de cada cliente. Con el tiempo, el terapeuta adquiere un amplio bagaje de experiencias. Pero cada nuevo cliente es un encuentro con lo desconocido. Tal vez ayude a los terapeutas inseguros o miedosos el convencerse de que están preparados para sus clientes, para superar sus miedos y no echarse atrás frente al desafío que siempre supone un nuevo paciente. Pero corren el peligro de entrar a ciegas en un terreno del que no entienden nada. Patologías graves como las psicosis o los trastornos límite de la personalidad necesitan conocimientos específicos profundos. Para sanar a una persona que quedó traumatizada en la infancia, se requieren conocimientos específicos sobre la terapia del trauma. Con sus conocimientos terapéuticos generales, el terapeuta no puede llegar muy lejos en estos casos, e incluso puede hacer daño a su cliente, aun cuando su intención sea sanarlo. Por eso es importante que el terapeuta encuentre un equilibrio entre el adentramiento en lo desconocido y el reconocimiento de sus límites. Lo que le ofrece orientación al respecto es un sólido sentido común y un marcado sentido de la responsabilidad. Aquí se hace manifiesta de nuevo la importancia de la supervisión a través de un colega experimentado.

La afirmación anterior tiene su contrapartida en esta: **"Cada cliente tiene el terapeuta que se merece".**

Esto lo he escuchado sobre todo cuando se trata de una terapia que no ha resultado bien. Si un cliente tiene un terapeuta que no lo ayuda en su esfuerzo por sanarse y que convierte la terapia en un proceso espeso y prolongado, que se caracteriza sobre todo por el estancamiento, entonces el terapeuta no sirve al cliente. Tal vez carezca de conocimientos específicos, o incluso sea un charlatán que se considera terapeuta sin serlo. Tal vez le falte una actitud ética y se aproveche de su cliente emocional, económica o sexualmente. Tal vez no haya trabajado y sanado suficientemente su propia historia de vida y en consecuencia esté mezclándola con la historia de su cliente, hasta que su relación se convierte en un nudo gordiano imposible de desatar. Sea como sea, ningún cliente merece tener semejante terapeuta. Nada más lejos de la realidad que postular que este sea su destino necesario, tal como sugiere este mito. Lo único que ocurre es que el cliente pierde tiempo, dinero y esperanza.

### "¡Esto ya me lo he trabajado!"

Cuando un cliente me dice en uno de mis cursos: «Desearía esta vez trabajar la relación con mi padre. Con mi madre fue difícil, pero esto ya me lo he trabajado», entonces es bastante probable que terminemos trabajando de nuevo con su madre. Es frecuente que un cliente se muestre sorprendido, e incluso frustrado, cuando en su terapia aparece el mismo tema una y otra vez. Lo percibe como una recaída o como un fracaso permanente. Esta tendencia se manifiesta sobre todo en relación a los propios padres, así como a personas que han influido decisivamente en el camino de nuestra vida. Pero la idea de haber "lidiado" con una relación de una vez para siempre es una ilusión.

Nada nos ha marcado tanto como nuestras primeras relaciones fundamentales en la vida. Sobre todo con nuestros padres, pero también con personas importantes y responsables de nuestro bienestar como, por ejemplo, los abuelos o padres adoptivos, o con un hermano gemelo. Sin embargo, cada relación es *dinámica,* no estática, y está sometida a un cambio continuo. Yo cambio permanentemente, y el otro también.

Si dirijo una mirada retrospectiva a mi vida, entonces veo que mi relación con mis padres no ha permanecido nunca igual. Como niño, como adolescente, como joven o como adulto, con cada año cambiaba mi relación con ellos. Esta no permanece en modo alguno estática, y tampoco mi memoria, que es tan variable como selectiva y que, dependiendo de la calidad de la relación, recuerda mejor ciertas cosas, mientras que otras las filtra y las "olvida". Esto es cierto incluso cuando ya ha fallecido uno de los progenitores o los dos. Mientras yo viva, la relación sigue estando viva y, por ello, dinámica.

Por eso no sorprende que "la madre" o "el padre" sea un tema recurrente del cliente en la terapia. A menudo se trata de sanar la relación entre el niño de entonces con su madre o su padre de entonces. Porque en el fondo no hay solo una relación, sino muchas, dependiendo de los acontecimientos y de la edad respectiva de las personas implicadas. Precisamente son las personas más importantes para nosotros las que salen con regularidad a nuestro encuentro en el proceso terapéutico. Pero esto no significa que nos quedemos estancados. El lugar del encuentro es diferente en cada ocasión. Como dijo Heráclito: "*Nadie puede bañarse dos veces en el mismo río*".

### "El gran terapeuta"

Este mito es cultivado por ambas partes: tanto por el terapeuta como por el cliente. La necesidad de encontrar una persona sabia y con experiencia de vida, y de mirarla con admiración es profundamente humana. De esta manera mirábamos a nuestros padres cuando aún éramos pequeños y pensábamos que ellos lo sabían y lo podían todo. Y también en la vida adulta se mantiene la necesidad de encontrar un mentor sabio y afectuoso, ya sea un amigo mayor, la abuela, el párroco o un maestro espiritual; a veces también un terapeuta. Pero el peligro reside en idealizar a estas personas. Pues con una persona idealizada no se puede llegar a establecer una relación auténtica. Y cada vez que pongamos a una persona en un pedestal tendremos que bajarla de él más tarde o más temprano, pues de lo contrario no nos hacemos realmente adultos.

Los terapeutas experimentados, que saben trabajar bien, tienen muchas experiencias exitosas, y reciben como respuesta a su actividad el aprecio de los clientes agradecidos. Esto dice algo sobre su competencia profesional. A la vez es muy poco lo que dice sobre la persona como tal. Pero la inclinación a identificarnos con lo que hacemos y no con lo que somos es muy humana. Cuando esto sucede, algún que otro terapeuta se siente importante, excelente, poderoso. Y al final se cree realmente que **es** lo que hace. Ha aparecido otro "gran terapeuta" que quiere verse confirmado como tal una y otra vez. Así, hay terapeutas que tienen una multitud de partidarios incondicionales que los glorifican –un fenómeno que siempre es alimentado también por el terapeuta.

En lo humano, la mayoría de los "grandes terapeutas" que he conocido me han decepcionado. Según lo que yo he observado, lo decisivo es si siguen trabajando sobre sí mismos, labrando su propio campo. ¿Se limitan a ser terapeutas de otros o siguen aprendiendo de alguien y acuden también ellos a un terapeuta? Porque esto nos ayuda a vernos a nosotros mismos, con todas nuestras luces y nuestras sombras, y a no identificarnos con lo que hacemos.

A propósito de este mito hay una hermosa anécdota, que desearía recoger aquí.

*"Jeffrey Zeig, discípulo de Milton Erickson, que mantuvo la consulta de su maestro tras la muerte de este en 1980, cuenta la siguiente experiencia que tuvo con él:*

*Al Dr. Erickson le encomendaron la honrosa tarea de preparar un congreso internacional de psicoterapia con otros dos psicoterapeutas famosos. Él me dijo: 'Jeff, hazlo por mí: vuela a Nueva York y encárgate de la planificación del congreso con mis dos colegas'. Yo me alegré mucho por toda la confianza que el Dr. Erickson depositaba en mí y también por las conversaciones que iba a poder mantener con los famosos y apreciados colegas. En Nueva York me quedé atónito, porque aquellos dos colegas no querían que yo, un joven que representaba al Dr. Erickson, preparara con ellos el programa del congreso. Intentaron excluirme con alevosía e intrigas. En aquel momento se me cayó el alma a los pies. Nunca habría esperado que dos hombres tan célebres y estimados por mí se comportaran de aquel modo. Al terminar la ronda de conversaciones, telefoneé rápidamente al Dr. Erickson y le hablé sobre esta terrible decepción. El Dr. Erickson me escuchó durante media hora. Cuando terminé de exponer mi queja, él me dijo: '¡Bienvenido al mundo de los adultos!', y colgó el auricular"*[2].

2. He tomado este relato de Otto Brink, *Vitamine für die Seele*, Peter Hammer Verlag, Wuppertal 1999

# 16

# LA PERCEPCIÓN DE LA REALIDAD

*"Los aspectos más importantes de las cosas permanecen ocultos para nosotros por su sencillez y cotidianeidad. No podemos percibirlos porque los tenemos siempre ante los ojos".*

*–Ludwig Wittgenstein*

*"Fantasía es lo que la gente quiere, pero lo que necesita es realidad".*

*–Lauryn Hill*

Al principio de este libro he escrito: *La sanación es un proceso en el que algo excluido, rechazado o no percibido encuentra en un ser humano el lugar que le corresponde, y con ello la calma.* Para que se pueda llegar a la sanación es imprescindible percibir la realidad tal como es. Solo de este modo puede uno reconocerla y finalmente asentir a ella. Afrontar nuestra propia realidad nos exige mucho. Esto vale tanto para el cliente como para el terapeuta.

Como expresa Wittgenstein en la cita anterior, no es en modo alguno tan natural y fácil percibir la realidad. Ésta se oculta precisamente en su cotidianeidad. Un pez no es consciente de que el agua está mojada, y ni siquiera sabe qué es el agua. Esto es lo que nos pasa a nosotros a menudo con nuestra propia realidad. La percepción fenomenológica nos ofrece un acceso a ella[1]. Es importante poder ver lo obvio y con ello percibirlo, tanto en lo pequeño como en lo grande, en lo personal como en lo general. Porque es el contacto con la realidad lo que sana.

Si uno contempla la vida como es, la capta. Percepciones como estas: "La vida es más grande que la madre" o también: "Los hijos pertenecen al futuro y los padres al pasado", se convierten en comprensiones personales a las que uno asiente interiormente. A través de ellas entra en consonancia con la vida.

Con cuánta frecuencia he escuchado en el ambiente de una persona que padece cáncer expresiones como estas: "Ya te recuperarás", "Una persona que conozco también ha superado el cáncer", o: "Te vas a poner bien". Lo cierto es que en algunas variedades de cáncer el reloj avanza inexorable y queda poco tiempo de vida. En general no hay ninguna certeza de sobrevivir a una enfermedad potencialmente mortal. Aunque, naturalmente, todos sabemos que la vida es finita y que vamos a morir, muchos están de acuerdo con Woody Allen cuando dice: "No tengo nada contra la muerte, pero me gustaría no estar presente cuando venga". Nos cuesta mirar a la realidad de frente. Por otro lado, existe también una conducta igualmente inadecuada que consiste en mirar a un enfermo de cáncer como si tuviera ya un pie en la tumba y encontrarse con él con la actitud de quien le da el pésame, por decirlo así, como si estuviera agonizando. Sin embargo, ¡esa persona sigue viviendo! En ambos casos se ha perdido de vista la realidad.

1. Wikipedia la define de este modo: "La **fenomenología** (del griego: *phainómenon*: 'aparente, apariencia', *lógos*, 'estudio, tratado') es una corriente filosófica contemporánea fundada por Edmund Husserl. Los fenomenólogos ven el origen de la adquisición del conocimiento en los fenómenos dados inmediatamente".

*"En alguna parte lejos de aquí, allá donde en otro tiempo se encontraba el Lejano Oeste, un hombre iba caminando con su mochila a la espalda, atravesando un país vasto y solitario. Tras caminar muchas horas (el sol ya estaba alto y su sed se hacía imperiosa) vio una granja en el horizonte.*

*'Gracias a Dios', pensó, 'por fin un hombre en medio de esta soledad. En su casa entraré, le pediré algo para beber, y quizás después nos sentemos un poco en la terraza y charlemos antes de que continúe mi camino'.*

*Y se imaginaba lo bonito que sería. (...)*

*Pero también el granjero lo vio ya de lejos y pensó: 'Espero que este no venga a mi casa. ¡Solo me faltaría eso! Tengo tanto que hacer que no puedo atender a otras personas'. Y siguió con su trabajo sin levantar la mirada.*

*El forastero lo vio en el campo, se acercó a él y le dijo: 'Tengo mucha sed. ¡Por favor, dame algo para beber!'.*

*El granjero pensó: 'Ahora no puedo rechazarlo, al fin y al cabo soy humano'. De modo que lo llevó a su casa y le dio algo de beber.*

*El forastero dijo: 'He estado mirando tu huerto; se nota que es el trabajo de alguien que entiende, que ama las plantas y sabe lo que necesitan'.*

*El granjero contestó: 'Veo que también tú entiendes de estas cosas...'.*

*Y se sentó y charlaron largo rato.*

*Después, el forastero dijo: 'Ya va siendo hora de que me vaya'.*

*El granjero, sin embargo, se resistió, diciendo: 'El sol está ya bajo. Quédate conmigo esta noche; así nos sentaremos en la terraza y charlaremos antes de que mañana continúes tu camino'.*

*El forastero asintió.*

*Al caer la tarde, se sentaron en la terraza, mientras el vasto país yacía transformado bajo la luz del crepúsculo. Al ceñirse la oscuridad alrededor de ellos, el forastero comenzó a contar cómo el mundo había cambiado para él desde que se había dado cuenta de que a cada paso había otro que le acompañaba. Primeramente no quería creerse que había alguien que continuamente iba a su lado; que, cuando él paraba, también se detenía, y cuando él reanudaba su camino, volvía a levantarse con él. Y había tardado un tiempo en comprender quién era ese, su compañero.*

*'Mi continua compañera', dijo, 'es mi Muerte. Tanto me he acostumbrado a ella que no quisiera prescindir de tenerla a mi lado. Es mi mejor amiga y la más fiel. Cuando no sé qué es lo correcto y cómo debería seguir, me detengo unos momentos para pedirle una respuesta. Me expongo a ella por completo, con mi superficie más grande, por decirlo así; sé que ella está ahí y yo estoy aquí. Y sin aferrarme a ningún deseo, espero que me llegue una señal de ella. Si estoy centrado y la encaro con valentía, al cabo de un tiempo, de ella me llega una palabra (como un relámpago que ilumina lo que estaba oscuro) y veo con claridad'.*

*Al granjero le parecían extrañas estas palabras; y largamente se quedó mirando la noche, sin decir nada. Después, también él vio quién le acompañaba: su propia Muerte. Y se inclinó ante ella. Le parecía transformado lo que aún quedaba de su vida; precioso como el amor que conoce el adiós y, como el amor, lleno hasta el borde.*

*A la mañana siguiente, comieron juntos y el granjero dijo: 'Aunque te vayas, me queda una amiga'.*

*Después, salieron al aire libre y se dieron la mano. El forastero continuó su camino, y el granjero volvió a su campo"*[2].

2. "El huésped", un maravilloso relato de Bert Hellinger, que aquí se ofrece ligeramente abreviado. Tomado del libro: *El centro se distingue por su levedad. Conferencias e historias terapéuticas*, Barcelona, Herder 2002.

Existe la realidad interior de cada persona. Esta realidad es compleja, multicolor, variada y contradictoria. Una serie de heridas que sufrimos en otro tiempo perviven y no se curan porque deformamos la realidad. Esto sucede de dos formas.

Nuestra memoria es en el fondo una mentira. No porque esté equivocada –por lo general sus contenidos son reales–, sino porque filtra y omite amplias partes de lo vivido. El psicoterapeuta norteamericano Irvin Yalom lo formula de este modo: "Las actitudes presentes dictan cuáles son las experiencias del espectro total de los primeros años de las que queremos acordarnos. El sentido común nos dice que el presente está determinado por el pasado y, sin embargo, ¿no es también verdad lo contrario? El pasado sigue vivo para nosotros solamente en la medida en que es vivido de nuevo a través del filtro de nuestra configuración psíquica presente". Nos aferramos a una parte de la realidad, mientras que no tenemos en cuenta otra parte y, por tanto, la excluimos. Nuestra memoria se parece a la luna, de la que solo vemos una cara, mientras que la otra permanece en la oscuridad. De este modo nos hacemos representaciones parciales de lo sucedido.

Así, cuando yo era un niño pequeño, estuve ingresado durante tres semanas en un hospital porque tuve que ser sometido a una operación necesaria. Entonces no se permitía a los padres permanecer en la habitación con el hijo enfermo. Tampoco había camas suplementarias como actualmente, para que la madre pudiera estar al lado del menor. El único contacto era una ventana cerrada a través de la cual las visitas podían hacer señas a los pequeños pacientes hospitalizados. Cuando finalmente volví a casa, estuve una semana sin hablar a mis padres. ¡Me habían abandonado durante tanto tiempo! Yo sentía mucho dolor, estaba triste y, al mismo tiempo, furioso con ellos. Solo mucho más tarde, ya adulto, pude comprender que habían sido su cariño y su amor hacia mí lo que motivó su decisión de ingresarme en el hospital.

Además, corremos el peligro de interpretar falsamente la realidad. ¿Qué ha sucedido? ¿Por qué ha pasado esto o aquello? ¿Quién lo ha causado? Por ejemplo, para un niño es normal pensar que ha sido él quien ha cometido el error cuando algo no va bien en la relación con sus padres. Falta de cariño, abandono, violencia, abusos, disputas conyugales y otras conductas graves por parte de uno de los padres o de los dos no pueden ser comprendidas y valoradas de forma adecuada por un niño. Porque su mundo está centrado en él mismo y, por tanto, todo lo que sucede de algún modo tiene que ser causado por él. Como consecuencia, se forman en él creencias y convicciones como, por ejemplo: "No soy digno de ser amado" o: "Tengo la culpa de todo". Y se toman decisiones tempranas que le perjudican para el resto de su vida como, por ejemplo: "Los hombres no son de fiar" o: "Solo me tengo a mí mismo".

Una manera de confrontar estos recuerdos deformados o incompletos –más las consecuencias y las decisiones que resultan de ellos– con la realidad, es ayudar al cliente a redescubrir la realidad de la historia de su vida. Detrás de cada lágrima, tensión muscular, suspiro, temblor, ceño fruncido, etcétera, del cliente se oculta un recuerdo significativo. Es muy revelador percibir su lenguaje corporal para prestar oído a sus historias. Esta indagación fenomenológica de los recuerdos implícitos, sumada a la revisión conjunta de los recuerdos explícitos, pone al cliente en contacto con la realidad. El hecho de identificar, reconocer y afirmar sus recuerdos, sentimientos y pensamientos, contribuye de manera significativa a normalizarlos. También le ayuda al cliente la posición externa del terapeuta como "contraste" para poder valorar de nuevo algunos recuerdos.

Finalmente, el cliente puede encarar los hechos, tal como son o fueron, y asimismo las consecuencias que han tenido para él y para los demás. Consigue darles un lugar adecuado en sí mismo, integrándolos poco a poco en su vida. De este modo la sanación ocurre.

Para que ésta pueda producirse, el terapeuta tiene que ser capaz de soportar la realidad de su cliente, y sobre todo su dolor. Esta capacidad es esencial para un buen terapeuta. Solamente si es capaz de acompañar al cliente en su dolor, sin suavizarlo o incluso ocultarlo, puede éste encarar su historia, tal como es, sostenerla y, de esta manera, encontrar su fuerza[3]. De este modo atraviesa el cliente su valle de lágrimas y llega a la otra orilla.

Por el contrario, si el terapeuta evita la percepción de la realidad, porque es demasiado para él o porque no sabe cómo abordarla, la terapia no es más que una tirita. Harry Stack Sullivan lo expresa certeramente con las siguientes palabras: "*La psicoterapia es un intercambio sobre cuestiones personales entre dos personas, una de las cuales siente más miedo que la otra. Si el terapeuta siente más miedo que el paciente,* ***él*** *se convierte en paciente y el paciente en terapeuta*". En este sentido, ser terapeuta quiere decir ser valiente.

3. Una excepción es el tratamiento de experiencias traumáticas de un cliente, unido al síndrome de estrés postraumático, que requiere un proceso en parte diferente, para evitar que se cause una retraumatización en el afectado.

# IV

## UNA CUESTIÓN DE ACTITUD INTERIOR

*"Si se cumplen las leyes no escritas, la sanación ocurre con mucha más frecuencia que cuando no es así. La sanación depende menos de las capacidades del terapeuta, y mucho más de la actitud tanto del paciente como del terapeuta".*

*–Dieter Klinghardt*

Lo que pueda o no pueda suceder en un encuentro terapéutico depende de la actitud interior y la consciencia del terapeuta. Aun cuando este pueda aprender con bastante rapidez conocimientos y técnicas, su actitud es resultado y expresión de su experiencia de vida y de una disciplina vivida; todo ello le ha llevado a determinadas comprensiones. Este es el fruto maduro del camino recorrido. Crece continuamente y podríamos llamarlo también "sabiduría vital".

El terapeuta sensato se deja "enseñar" por sus clientes y, de este modo, puede seguir aprendiendo continuamente con la ayuda de ellos. Si, además, es capaz de agradecérselo al cliente, entonces ambos son a la vez maestro y discípulo.

# 17

# LA IMPOTENCIA COMO ALIADO

*"Si no es paradójico, no es verdad".*

*–Suzuki Roshi*

Un terapeuta ejerce una profesión de ayuda. Sus clientes buscan en él alguna forma de ayuda para superar las preocupaciones y dolores que les hacen sufrir. Pero ¿qué puede en realidad conseguir un terapeuta? ¿Tiene el poder de cambiar a una persona? ¡Es evidente que no! Pues ¿quién puede andar el camino en lugar de otra persona o ahorrarle una parte del trayecto?

Una de las lecciones más dolorosas de la vida consiste en reconocer y asentir al hecho de que una persona no tiene el poder de cambiar el destino de otra. No somos dioses griegos todopoderosos; e incluso ellos obedecieron a *Anánke* –la Necesidad–, cuyas tres hijas, las Moiras (para los romanos: las Parcas) hilan el destino.

Esto nos duele, especialmente en el caso de los seres queridos próximos a nosotros, como nuestros padres, nuestros hijos, nuestra pareja o nuestros amigos. Precisamente porque los amamos, deseamos verlos felices. Dicho más exactamente, desearíamos verlos en el estado que consideramos felicidad. Pues la idea de felicidad es distinta en cada persona. Lo que yo entiendo por felicidad puede carecer de todo interés para mi prójimo. Esto me recuerda la pregunta que planteó Bert Hellinger en cierta ocasión en un seminario: "*¿Qué es lo que más se opone a la felicidad?*". Y él mismo dio la respuesta: "*La idea que uno tiene de felicidad*".

Tengo que encarar el hecho de que nadie –tampoco yo mismo– tiene el poder de cambiar a otra persona, ni de hacerla *feliz*. A este respecto soy im-potente, no tengo poder. Lo que es válido en el círculo próximo de mis seres queridos, lo es también para mis clientes.

No soy yo, sino *la otra persona* quien recorre su camino, paso a paso. Yo la acompaño durante un trecho y pongo a su disposición todos mis conocimientos, mi experiencia y mi corazón compasivo. En este encuentro nos influimos mutuamente. Pero el único ser humano que puede cambiarla es ella misma. Esto es cierto para cada uno de nosotros.

De aquí surge la responsabilidad. Pues cuando uno mismo es la única persona que tiene el poder de cambiarse es también responsable de su vida. Puede rechazar esta responsabilidad o aceptarla, pero no puede rehuirla. Es una realidad, igual que el sol que sale cada día. Esta realidad no cambia aunque uno se vea como víctima de las circunstancias; verse así simplemente no tiene sentido. Es precisamente el hecho de *hacerse responsable* lo que promueve el cambio.

Así pues, como terapeuta soy, en el fondo, impotente frente a mi cliente. Pero esta impotencia va unida a una profunda confianza en las posibilidades del cliente. Una persona es capaz de llevar su destino. Tiene en sí la fuerza y las capacidades necesarias para manejar su vida. Y en su interior residen las fuerzas sanadoras capaces de curar sus heridas. **Esta comprensión es el fundamento de mi trabajo, y de todo trabajo terapéutico como tal.** Cualquier otra actitud debilitaría al otro, lo reduciría a la condición de ser pequeño y necesitado de ayuda, incapaz de afrontar su vida o manejarla. Pero tal perspectiva no hace justicia en modo alguno a la realidad y únicamente fomenta las fantasías de omnipotencia del terapeuta. Basándome en esto, digo una y otra vez a mis alumnos durante la formación terapéutica: "Si realmente creéis que podéis salvar a alguien, os habéis equivocado de sitio, tenéis que ir al cuerpo de bomberos".

Así pues, mi impotencia me muestra dónde están los límites de mis posibilidades. Mi impotencia me enseña lo que puedo hacer y conseguir, y también lo que es una empresa insensata en la que derrocho mis fuerzas. Para evitar malentendidos, hemos de decir que esto no es de ninguna manera una invitación a la pasividad. La impotencia me hace responsable de mi vida y me enseña a confiar en la vida. Ella es, en este sentido, un aliado que me enseña a adoptar una actitud adecuada no solo hacia mí mismo, sino también hacia el cliente y, en última instancia, hacia la vida como tal. "*Ser hombre significa ser responsable: avergonzarse al ver una pena, aunque uno mismo aparentemente no tenga culpa en ella; sentirse orgulloso por el triunfo de los compañeros; contribuir con la propia piedra, en la conciencia de que uno participa en la construcción del mundo*". Así lo ve Antoine de Saint-Exupéry, y yo aprecio profundamente la humanidad que impregna su obra literaria.

# 18

# LA RELEVANCIA DEL ESTAR SIN INTENCIÓN

*"El centro se distingue por su levedad".*

*–Bert Hellinger*

La terapia como tal se mueve en una paradoja: por un lado, es una profesión de ayuda, en la que se trata de fomentar el bienestar del cliente y sanar su alma. Esta es la tarea y el cometido del terapeuta, y cada intervención terapéutica está motivada desde esta intención. Por otro lado, la finalidad del proceso terapéutico es que el cliente descubra su realidad y asienta a ella. Adónde le lleve esto después, es una decisión del cliente.

Cada terapeuta conoce por experiencia práctica, por ejemplo, el dilema que implica ayudar a un cliente que se encuentra en una crisis de relación: ¿tendría que separarse, tendría que mantener la relación, o tendría que decidirse por la persona que tal vez ha entrado recientemente en su vida? ¿Qué hacer cuando se trata de tomar decisiones concretas y el cliente pide consejo al terapeuta? Cualquier respuesta estará inevitablemente condicionada por los valores y las ideas del terapeuta en cuestión. Si la fidelidad y la perseverancia ocupan uno de los primeros puestos en su escala de valores, ciertamente le aconsejará que tenga paciencia y luche por salvar la relación. Si sus valores principales son la libertad y la autorrealización, entonces es posible que le aconseje que tire la toalla. Si tiene un carácter romántico, puede ser que, en su opinión, la mejor salida consista en entregarse a una nueva relación amorosa. Incluso si el terapeuta se niega a dar a conocer su opinión, es bien posible que su actividad terapéutica empuje inconscientemente al cliente en una dirección.

Que el cliente entre en sintonía consigo mismo es más importante que la idea que el terapeuta pueda tener acerca de la dirección correcta[1]. Cualquier intención que el terapeuta pueda tener a este respecto influye en su actividad y se opone al hallazgo de la solución por parte del cliente y a su asunción de la responsabilidad frente a las consecuencias de su decisión. Si el terapeuta consigue iluminar juntamente con el cliente la situación en que este se encuentra, así como las posibles decisiones y sus consecuencias sobre él mismo y sobre otras personas, y la responsabilidad que el cliente deberá asumir inevitablemente, entonces respeta su autonomía. De este modo, el terapeuta sirve al cliente. La terapia es, en este sentido, una profesión que presta un servicio. La realidad paradójica consiste en que el terapeuta tiene la intención de ayudar al cliente y, sin embargo, actúa sin intención. De este modo permanece en su centro libre de intención. Esto exige una cierta disciplina, ya que tendemos constantemente a opinar y juzgar. Pero esta actitud ayuda al cliente a la vez que descarga al terapeuta.

1. Otra cosa son las certezas que se deducen de la pura observación de la vida. La percepción de la realidad tal como es tiene una fuerza única e impersonal.

A este respecto, un antiguo cuento chino taoísta:

*"Había una vez un campesino chino, pobre pero sabio, que trabajaba la tierra duramente con su hijo.*

*Un día el hijo le dijo: '¡Padre, qué desgracia! ¡Se nos ha ido el caballo!'.*

*'¿Por qué lo llamas desgracia?', respondió el padre, 'veremos lo que trae el tiempo...'.*

*A los pocos días el caballo regresó, acompañado de otro caballo.*

*'¡Padre, qué suerte!', exclamó esta vez el muchacho, 'nuestro caballo ha traído otro caballo'.*

*'¿Por qué lo llamas suerte?', repuso el padre, 'veamos qué nos trae el tiempo...'.*

*Al cabo de unos días, el muchacho quiso montar el caballo nuevo, y este, no acostumbrado al jinete, se encabritó y lo arrojó al suelo.*

*El muchacho se partió una pierna...*

*'¡Padre, qué desgracia!', exclamó el muchacho. '¡Me he partido la pierna!'.*

*Y el padre, retomando su experiencia y sabiduría, sentenció: '¿Por qué lo llamas desgracia? Veamos lo que trae el tiempo...'.*

*El muchacho no se convencía de la filosofía del padre, sino que gimoteaba en su cama.*

*Pocos días después llegaron a la aldea los enviados del rey, buscando jóvenes para llevárselos a la guerra.*

*Vinieron a la casa del anciano, pero como vieron al joven con su pierna entablillada, lo dejaron y pasaron de largo.*

*El joven dijo de nuevo: '¡Que suerte, padre!'. '¿Por qué lo llamas suerte?', repuso una vez más el padre, 'veamos qué nos trae el tiempo...'".*

¿Quiere esto decir que un terapeuta no debería exteriorizar nunca su opinión personal? Esto sería demasiado sencillo. A mí se me ocurren al menos tres situaciones posibles (y seguramente habrá más) en las que puede ser necesario que el terapeuta se posicione claramente. Ante todo, cuando está en juego la integridad física del cliente o de otras personas confiadas a él y sobre las cuales tiene responsabilidad. Si la salud o la vida están en peligro, hay que intervenir. En los casos de violencia y maltrato es urgente ante todo conseguir un entorno seguro para el cliente. En tales circunstancias puede que al principio la opinión del terapeuta sea contraria a la del cliente como, por ejemplo, en los casos de anorexia.

Hay también clientes con una personalidad muy inestable e insuficientemente estructurada como, por ejemplo, los clientes con trastornos límite de la personalidad. Tales clientes necesitan que el terapeuta trabaje también con directivas claras, pues esto les da a los dos una estructura y, con ella, solidez y seguridad. Si falta esto en la terapia, el cliente –y al cabo de poco tiempo también el terapeuta– sigue perdiéndose en el caos de las emociones y las ideas de su mundo interior. De este modo no puede integrar las demás experiencias terapéuticas.

Si en el proceso terapéutico la realidad del cliente se nos ha mostrado a los dos repetidas veces, entonces me fío de ella. Puede suceder que posteriormente yo adopte un punto de vista con respecto a esto y que lo dé a conocer en el momento oportuno en la terapia.

Con todo, hay que mantener una regla esencial: cualquier opinión o convicción del terapeuta es siempre suya. Es muy distinto decir: "en mi opinión...", porque con esta expresión uno hace suyas sus palabras, las relativiza y, al mismo tiempo, se hace responsable de ellas. Si no lo hace, sus palabras suenan como si expresaran una verdad absoluta, que le quitan al otro su libertad de acción mientras que el interlocutor se desentiende de la responsabilidad de sus actos.

# 19

# PRESENCIA Y CONSCIENCIA

*"En tibetano, **presencia auténtica** es 'wangthang',*
*que significa literalmente **campo de poder**...*
*Vaciarse y soltarlo todo es la causa,*
*la virtud que provoca una presencia auténtica.*
*Tienes que existir sin aferrarte a nada".*

*–Chogyam Trungpa*

Cualquier actividad terapéutica tiene como finalidad capacitar al cliente para vivir cada vez más en el presente, el único lugar donde uno vive realmente. El pasado ha pasado y el futuro no ha llegado aún. El presente es el único momento real, todo lo demás es en el fondo irreal. Nuestras heridas no sanadas nos llevan a mirar atrás y a caer una y otra vez en episodios regresivos. O bien a anticipar el futuro, como si fuera una prolongación del pasado y, por consiguiente, a preocuparnos por él.

Para llevar al cliente al presente, el terapeuta tiene que estar ahí. Si el terapeuta está en el momento presente de manera incondicional, está sencillamente con el cliente y para él. En este estado refleja al cliente, por decirlo así, en sí mismo y, de este modo, capta el actual estado de su ser. En contacto con el terapeuta, que, dado el caso, le comunica su percepción, el cliente puede tomar conciencia de su propia presencia. Por este medio entra cada vez más en contacto consigo mismo y, finalmente, se hace presente.

Otro medio de acceso excelente para estar en el presente consiste en la percepción del propio cuerpo, el cual se encuentra continuamente en el momento presente. Aquí, la percepción consciente de la respiración es de gran ayuda. A diferencia de ello, la percepción de los sentimientos puede llevar tanto a la presencia como al pasado, dependiendo de si se trata de sentimientos actuales, sentimientos regresivos o sentimientos que tienen su origen en el sistema familiar.

La presencia no es un hacer, sino un estado, un puro ser. En este estado percibe uno sencillamente lo que es y el modo en que es. Porque la presencia es pura percepción y, por tanto, una afirmación de la realidad tal como es. Esto suscita en el cliente un movimiento sanador.

En la medida en que un terapeuta es capaz de permanecer en este estado, se abre y se potencia el campo sanador durante su trabajo. Como resultado, su actividad se torna poderosa, gana en profundidad y amplitud. De este modo, la actividad terapéutica puede abrirse también a algo mayor, que va más allá del terapeuta e incluso puede causarle asombro. En este contexto no se debe subestimar el poder del silencio. Simplemente mantenerse en silencio junto al otro es una fuerte intervención terapéutica.

Aquí se hace visible la importancia del camino interior recorrido por el terapeuta. ¿Qué consciencia ha alcanzado? ¿Cómo se sitúa frente a la vida y frente a la muerte? ¿Puede sostener la realidad? ¿Qué actitud adopta hacia ella? Se habla poco sobre el aspecto espiritual de la actitud terapéutica, aunque es inherente a esta profesión. No obstante, en la tradición de la meditación o de la contemplación se trata desde siempre de la pura percepción, de la aprehensión de lo que **es** más allá del pensamiento. Esto exige una práctica paciente. Me recuerda al místico cristiano san Juan de la Cruz, cuando habla de la noche oscura del alma, en la que las formas se disuelven y el espíritu se purifica de los conceptos abstractos para permanecer en un vacío espiritual. O, como afirma el maestro budista tibetano Chogyam Trungpa en el texto antes citado: "*Vaciarse y soltarlo todo es la causa, la virtud que provoca una presencia auténtica. Tienes que existir sin aferrarte a nada*".

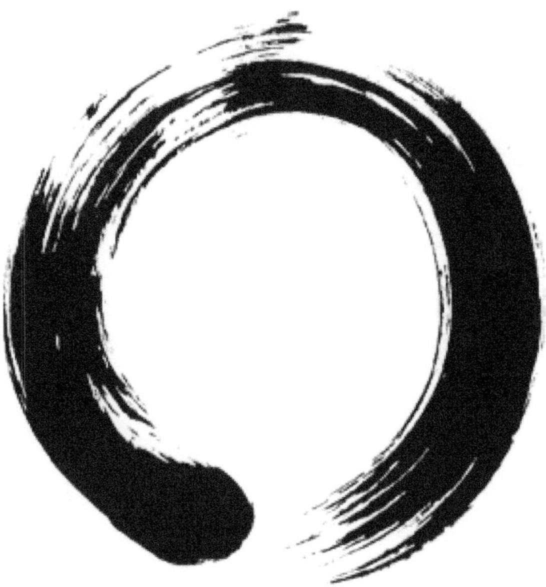

# 20

# EL MUNDO ES PARADÓJICO

*"Lo opuesto de una verdad profunda*
*suele ser otra verdad profunda".*

*–Niels Bohr*

*"Quien se dedica al estudio, incrementa cada día su conocimiento.*
*Quien se entrega al Tao, lo ve disminuir cada día.*
*Se hace cada vez más pequeño, hasta llegar a la no acción.*
*Y dado que no hace nada, nada se queda sin hacer".*

*–Lao Tse*

Desde Aristóteles, el ser humano occidental trata de entenderlo todo lógicamente. En esta comprensión conceptual del mundo se fundamenta tanto la filosofía occidental como la ciencia moderna. Como consecuencia, la humanidad ha logrado acumular una cantidad casi infinita de conocimientos. Esta forma lógica de pensar según los parámetros de causa y efecto es tan omnipresente para nosotros como el aire que respiramos. "Es así, y no de otra manera" es la actitud que se sigue de ello, que configura nuestra sociedad y, como consecuencia, a todos y cada uno de nosotros desde pequeños. Desde el primer año en la escuela, el objetivo es inculcar conocimientos a los niños. Quien los aprende correctamente aprueba y quien no lo consigue, suspende. En nuestra sociedad competitiva, saber más significa estar mejor cualificado que los demás.

Es evidente que esta visión lógica de las cosas tiene también sus inconvenientes. Cuando uno contempla los acontecimientos primero de forma aislada para después entenderlos linealmente, de modo que la única posibilidad es que A lleve a B, entonces esto lleva al ser humano a un estrechamiento interior. ¡Sin embargo, la vida conoce siempre más de una sola respuesta correcta!

El pensamiento lógico conduce también a la intolerancia. Los conflictos que se derivan de ello, porque dos no pueden ponerse de acuerdo sobre qué es hacer lo "correcto", se presentan diariamente en las cosas pequeñas y en las grandes, tanto en la convivencia en pareja como en la política internacional. Los pensamientos se convierten en convicciones, y las convicciones en creencias. Por último, "quienes tienen otras creencias" deben ser convencidos, convertidos o aniquilados.

¿Qué tiene que ver todo esto con la terapia? Es evidente e incuestionable que para una actividad terapéutica eficaz se necesita una sólida base de conocimientos especializados. El peligro está en otra parte, a saber: en que el terapeuta busque y reconozca solo aquello que conoce. Pero de este modo reduce a sus clientes a su comprensión personal limitada de la realidad. "¡El terapeuta busca los huevos que él mismo ha escondido!", dice Fritz Simon, psicólogo alemán, a este respecto.[1] Lo mismo le pasa al cliente cuando explica por qué tiene este o aquel problema. Por lo general se equivoca. Yo suelo decirle: "Si su explicación fuera correcta, entonces hace mucho tiempo que habría resuelto usted su problema".

Quien ejerce la profesión de terapeuta necesita "desaprender" y abrirse al no saber. De manera paradójica, este es un estado constructivo que contribuye a conseguir la sanación. Es preciso permanecer abierto, dejarse sorprender una y otra vez por el cliente y también por uno mismo, poder asombrarse y tener el deseo de seguir aprendiendo. Esto lo logra el terapeuta cuando puede mantenerse en el no saber, cuando no sabe lo que pasará en el momento siguiente y no se pone nervioso ni tenso, sino que permanece tranquilo. Para la mayoría, esto va contra lo habitual, porque en nuestra sociedad el no saber es considerado una debilidad. Además, uno pierde con ello la idea de tenerlo todo bajo control. Aun cuando esto no sea más que una ilusión, le da a uno un engañoso sentimiento de seguridad. La capacidad del terapeuta de permanecer en el no saber es esencial para su hacer terapéutico, ya que de este modo mantiene el contacto con su cliente y con la realidad, más allá de todas sus ideas y concepciones. Y para las constelaciones familiares esto es simplemente indispensable. He conocido a terapeutas experimentados que no podían integrar las constelaciones familiares en su praxis porque se apoyaban únicamente en todos sus conocimientos y experiencias y, sin embargo, simplemente no podían soportar el mantenerse en el no saber.

---

1. Este dicho tiene su base en la costumbre de los países nórdicos, donde los padres esconden huevos de chocolate o huevos duros pintados para sus hijos el día de Pascua. En lugar de Papá Noel, en esta ocasión es el Conejo de Pascua el que los trae.

El deseo de comprender nos lleva a reflexionar. Nos aparta de la vivencia. Si uno puede explicárselo todo, puede ser que no cambie nada en su vida, mientras lo comprendido permanezca solo en su cabeza. Porque sin vivenciarlo, esta comprensión no llega al cuerpo, a los pies y a las manos. Se necesitan ambas cosas: comprensión y vivencia. De este modo, un cambio se hace perceptible y experimentable y alcanza el cuerpo y el alma. ¿No es significativo que nuestro cerebro tenga dos hemisferios, el izquierdo y el derecho, cuyas funciones aparentemente se contradicen y pueden tener puntos de vista totalmente distintos sobre la misma situación? La paradoja es inherente a nuestra existencia.

El no saber y la no acción son comprensiones orientales que han encontrado su expresión tanto en el taoísmo como en el budismo zen. Esta actitud ante la vida está más próxima a la vivencia inmediata y más alejada de la reflexión distanciada. En esta perspectiva, la naturaleza de todas las verdades es paradójica, pues el ser humano solamente puede captar la realidad en los opuestos. "Ser o no ser, esa es la cuestión" son palabras que pone Shakespeare en boca de Hamlet. Como seres humanos, ¿somos libres o estamos condicionados? A tales reflexiones filosóficas fundamentales un maestro zen respondería quizá con la siguiente pregunta: "*No pienses ni en lo bueno ni en lo malo. ¿Cuál es tu verdadero Ser en este instante?*".

# 21

## EL TERAPEUTA EN EL ESPACIO SANADOR

*"La sanación es la mayor de todas las alegrías.*
*Siempre que el cliente logra el milagro del movimiento interior*
*que llamamos 'sanación' y somos testigos de ello*
*con corazón abierto y ojos despiertos,*
*surge un profundo sentimiento de gratitud*
*y a la vez de humildad".*

En un seminario de fin de semana digo siempre al empezar: "En este taller vamos a trabajar todos durante todo el tiempo". Esto me incluye a mí como director del grupo. Como todos los demás, también el terapeuta experimenta un movimiento interior. Aprende más sobre la vida y la condición humana de lo que jamás podría experimentar él mismo en su propio camino personal. Las innumerables y variadas experiencias de vida de sus clientes, que él puede vivenciar y acompañar como testigo, lo enriquecen extraordinariamente. Al mismo tiempo es inevitable que el terapeuta entre en contacto con sus propias heridas. Si aprovecha esta oportunidad para trabajarse y cuidarse de buen grado, también él sigue sanándose.

A pesar de toda la experiencia y todo el saber hacer, los errores terapéuticos son inevitables. Aun cuando trate de evitarlos con todas las fuerzas, sigo siendo solamente un ser humano, limitado e imperfecto, como todos los demás. Pero a veces se pueden poner esos errores al servicio de la sanación, cuando es posible nombrarlos, debatir sobre ellos con el cliente y aprender de todo ello. Entonces pueden tener una función constructiva para los dos implicados. En este sentido puede ser útil preguntar al cliente con regularidad qué le ha ayudado –y qué no– en la sesión anterior.

Estar presente y permanecer en este estado es una condición indispensable para que la actividad terapéutica sea útil. Yo lo experimento como una especie de disciplina espiritual, que ejercito de nuevo en cada encuentro con un cliente. Mi experiencia de años, como un músculo bien entrenado, seguramente me facilita entrar en este estado anímico. Quien medita con regularidad conoce también esta vivencia. La presencia se asemeja a un estado contemplativo que se mantiene durante horas. La presencia trae a la persona al presente, a la existencia en el momento presente. El yo propio se retira a un segundo plano para dejar el pleno espacio al cliente con su entorno familiar, su historia y su demanda. Al mismo tiempo, mi atención como terapeuta se orienta a percibir mi propia resonancia con el cliente; esta se expresa en primer lugar en las sensaciones corporales, pero también en emociones o imágenes y frases interiores. Ocasionalmente empleo, además, la perspectiva de un observador externo y no implicado, para contemplar el acontecimiento terapéutico desde fuera, por decirlo así, desde un lugar donde algunas cosas adquieren otro sentido.

En la consciencia del espacio sanador se le muestra a uno también que la sanación no es obra del terapeuta, sino que sencillamente sucede. El hipnoterapeuta norteamericano Milton Erickson dijo en una ocasión: *"La terapia es primordialmente un proceso de moti-*

*vación del inconsciente del paciente para que haga uso de sus múltiples y variados aprendizajes*". Con ello remite a las fuerzas de autosanación que son inherentes a todo ser humano. Es el cliente quien se sana a sí mismo cuando se dan las condiciones básicas. Al mismo tiempo, a veces se percibe también la influencia de una realidad mayor, que va más allá del cliente y que algunas personas experimentan como gracia. Esto se percibe sobre todo cuando la sanación del alma, o también la del cuerpo, en el cliente sucede de forma profunda e inesperada. Por esta razón he introducido este capítulo con la siguiente observación: "*Siempre que el cliente logra el milagro del movimiento interior que llamamos 'sanación' y somos testigos de ello con corazón abierto y ojos despiertos, surge un profundo sentimiento de gratitud y a la vez de humildad*".

# V

# LA SANACIÓN

*"La vida es el mejor terapeuta.*
*Cuida de nosotros de mil maneras, si lo permitimos".*

"A la sanación le da lo mismo como se alcance", me ha escrito mi colega y amiga Ilse Gschwend, que ha leído y revisado este manuscrito antes de la publicación, por lo que le estoy muy agradecido. "Puede suceder de muchas maneras. A veces lo que sana es sencillamente la relación entre las personas que se aman y se aprecian, a veces ayuda la compensación en la profesión, una misión interior con la que uno se ha comprometido, un proyecto, pasear, meditar, la práctica de una religión, la relación con un animal. A la persona que busca la sanación le son de más ayuda unos caminos que otros". Y también: "Lo que la sanación es, lo determina la persona que la busca, no aquella que la ofrece".

A esto no tengo nada más que añadir.

# 22

# EL ARTE DE LA TERAPIA

*"El buen terapeuta debe crear una terapia nueva para cada paciente. La terapia es un acto creativo".*

*–Irvin Yalom*

Un buen terapeuta es un artista que se presenta vestido de hombre de ciencia. Como un médico que se esfuerza por lograr la curación del cuerpo de su paciente, el terapeuta quiere sanar el alma de su cliente. Ambos buscan respuestas al sufrimiento de las personas en la ciencia que practican: la medicina y la psicología. Mucho se ha investigado y se ha escrito sobre ello. Y, sin embargo, el individuo se sustrae una y otra vez a la comprensión mecanicista generalizadora, que es propia de la ciencia. Y así sucede que el medio que sana a una persona, falla en otra.

Entonces no basta con estudiar exhaustivamente las materias de la propia profesión. Ni siquiera la experiencia profesional acumulada durante años sirve de ayuda por sí sola. Por supuesto, ambas cosas son importantes, porque constituyen el fundamento para una actividad sanadora eficaz.

La anamnesis es un recurso adecuado para comprender la historia personal del cliente y, con ella, su pasado, que se extiende hasta el presente. Basándose en ella, el terapeuta interpreta las dinámicas ocultas en la historia del cliente –de acuerdo con su comprensión terapéutica que viene determinada por la escuela a la que pertenece–, elabora hipótesis y evalúa posibles vías de sanación. Es un primer paso que se basa tanto sobre las experiencias generales de la psicoterapia como sobre las experiencias personales del terapeuta. Podríamos llamarlo "la experiencia acumulada del pasado". Pero esto no basta para comprender la realidad del cliente, ya que esta es única y, por tanto, nueva para el terapeuta.

Los conocimientos y las habilidades son los ingredientes de toda actividad artística, ya se trate de la música, la pintura o la poesía. Con todo, se necesita algo más que eso, algo que no proceda del pasado, sino del encuentro inmediato con el presente: la intuición y la inspiración creadora. Gracias a ellas, la terapia se convierte en arte.

Solo de este modo el terapeuta hace justicia al individuo y es capaz de adentrarse en la realidad única de un cliente. Entra en sintonía con él. Así pues, el terapeuta ha de estar presente sin intención para comprender intuitivamente la realidad de su cliente y dar después una respuesta creativa a esa realidad.

¿Qué necesita el cliente para la sanación? Esta pregunta se le plantea al terapeuta desde el futuro próximo. La respuesta es más que una mera deducción basada en experiencias del pasado; es una comprensión intuitiva de la realidad actual de su cliente y de lo que le falta. Así pues, la intuición tiene un lugar fijo en el escenario terapéutico.

Por lo demás, muchos conocimientos científicos tienen su origen en la intuición, como muestran numerosas anécdotas. Pensemos en la manzana que le cayó a Newton en la cabeza. Me viene a la mente la popular serie de televisión "House". Lo que distingue al protagonista, el doctor Gregory House, de sus colegas médicos, y lo que hace de él un médico excelente, no son sus amplios conocimientos especializados, sino sus comprensiones intuitivas, que aparecen en el momento más inesperado y conducen a una comprensión que resuelve la dolencia de su paciente.

Un verdadero artista es capaz de captar algo de la realidad mayor que lo rodea y que va más allá de su historia personal limitada, dándole una expresión creativa. Esto lo distingue de la legión de artesanos.

Del mismo modo, un buen terapeuta capta algo de la realidad de su cliente y es capaz de darle una respuesta nueva, única y centrada en este. Si esta respuesta está inspirada en el futuro inmediato de su cliente, contribuye necesariamente a su curación. Así, la terapia se convierte en un acto creativo, en el que juegan e interactúan los conocimientos, las habilidades, la intuición y la inspiración.

# 23

# CREAR UN ESPACIO SANADOR

*"La sanación es lo que hace bien al alma y le da paz".*

*–Jutta ten Herkel*

Lo que hace posible la sanación no son solamente las habilidades y la experiencia del terapeuta, ni tampoco solamente su actitud amorosa y libre de prejuicios. Pues si esto fuera suficiente, entonces un terapeuta podría "hacer" la sanación. Naturalmente, esto es correcto en una cierta medida, pero su éxito personal es limitado. El terapeuta hace todo lo que está en su mano, se esfuerza, y de vez en cuando tiene una experiencia exitosa. **No obstante, yo experimento la sanación más como un espacio que como una actividad.** También podríamos definirla como un campo en el que permanecen ambos, terapeuta y cliente y, en el caso de un grupo terapéutico, también los demás participantes. Un espacio es multidimensional y está limitado por su entorno. Tiene una atmósfera propia que es influida por las personas que permanecen en él. Cuando se logra transformar ese espacio en un espacio sanador, acontece en los presentes, y de manera espontánea, algo que tiene la virtud de sanar. Su atmósfera sanadora va más allá de la actividad personal del terapeuta. El cliente experimenta entonces una fuerza que le apoya y le capacita para permitir un movimiento sanador en sí mismo. Esta fuerza incluye a todos los presentes, a cada uno de una manera, y alcanza también al terapeuta.

En un espacio sanador, el proceso de sanación del afectado adquiere más fuerza, se hace más profundo y también más rápido que en circunstancias comunes. Por eso es interesante para todo terapeuta comprender este fenómeno. Pues cuando a uno le resulta posible crear conscientemente este espacio sanador, la actividad terapéutica gana en eficacia y, en consecuencia, esto hace bien a todos los implicados.

¿Cómo puede uno contribuir para que surja este campo sanador y pueda ocurrir en la persona un movimiento de sanación? En primer lugar quiero decir que no voy a ofrecer aquí una "receta" mecánica cuyo resultado automático sea la creación de un espacio sanador. Tampoco creo que tal "receta" exista. Pero puedo describir una serie de elementos que contribuyen a crearlo.

Primero, se produce un cambio en el enfoque del terapeuta. Su atención no se dirige solo a su cliente o al grupo de participantes, sino que se centra más en la construcción de este espacio sanador. Tal vez incluso se lo imagina de forma concreta. En este espacio hay lugar para algo más grande, que obra y contribuye. Un elemento esencial para la creación de este espacio es la presencia del terapeuta que, como no está centrado en sí mismo, da cabida a algo mayor. En esta realidad mayor se muestra una dimensión espiritual de la vida. Un chamán hablaría tal vez de los espíritus benéficos; un terapeuta creyente, de Dios; un esotérico, de la energía cósmica; Bert Hellinger habla del Espíritu. Albert Einstein lo expresó así: *"Lo más hermoso que podemos experimentar es el misterio. Es la fuente de todo arte y de toda ciencia verdaderos"*. Yo no necesito nombrar esta dimensión, y conscientemente no quiero darle un nombre, pero experimento su efecto.

Para describir el espacio sanador se me ocurre como metáfora un templo antiguo, quizá también por la raíz común de las palabras *sanar – sano – santo*. Su cimiento es el amor. Las columnas están construidas por la formación terapéutica y la experiencia profesional y vital, acumulada por el terapeuta. Un proceso terapéutico personal de varios años forma otra columna importante. A través del consciente cuidado del trato y del fortalecimiento de la relación interpersonal se alzan otras columnas. El frontón del templo se levanta gracias a la presencia y la actitud del terapeuta. Apunta hacia arriba, hacia una realidad mayor.

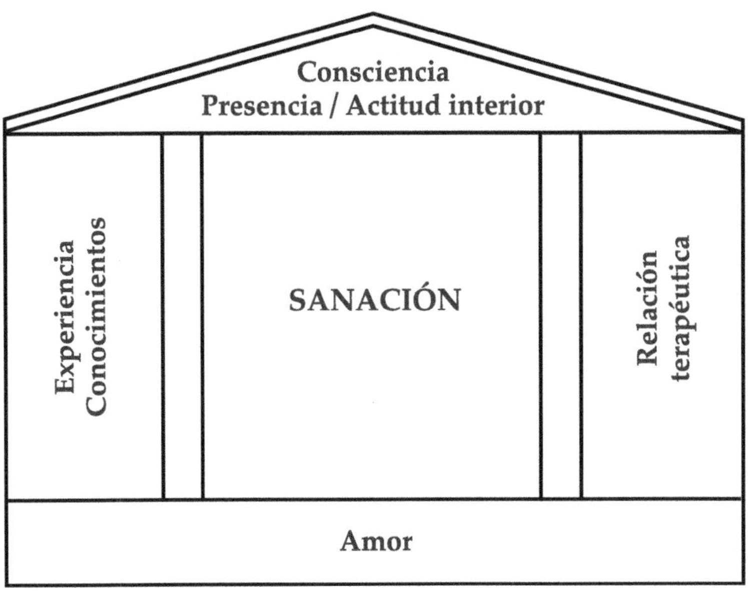

Todos estos elementos han formado ya parte de los capítulos anteriores de este libro. No obstante, yo desearía destacar como elementos clave la presencia y el amor del terapeuta. Estoy totalmente de acuerdo con Carl Rogers cuando dice: "*La relación es lo que sana*". El trato respetuoso, libre de prejuicios y cordial con los participantes durante un seminario terapéutico y, en especial, con el cliente en el curso de su trabajo personal es esencial para la creación de un espacio sanador. De este modo, el terapeuta que dirige el grupo se parece al director de una orquesta que da el *Do* con el que todos se afinan. ¡Cuántas personas en busca de sanación han sido avergonzadas y agredidas, sutil o abiertamente, por su terapeuta a lo largo de los años! En consecuencia, para algunas de ellas se abrieron de nuevo viejas heridas. Lo que el cliente necesita es la vivencia de un entorno seguro. Esto es igualmente válido para la terapia individual. El terapeuta tiene la responsabilidad de garantizar esta seguridad. Cuando alguien puede permitirse ser vulnerable y a la vez estar en contacto con el otro, y además puede mostrárselo, entonces se ha establecido en él un sentimiento de seguridad. Para ello se requiere una empatía continuada y una implicación por parte de un terapeuta, que percibe las necesidades de su cliente, las reconoce y de esta manera las normaliza. Es preciso ser sensible a los sentimientos del otro, a su ritmo interior, al estado en que se encuentra en este instante y al momento actual de su desarrollo, y responder con buena intención. En esto se manifiesta su actitud amorosa. Este extra, junto con la presencia del terapeuta, contribuye decisivamente a la creación de un espacio sanador.

# 24

# EL GRUPO DE PARTICIPANTES

*"La vida es el arte del encuentro".*

*–Vinicius*

Todos vamos en la misma barca. Los problemas y los temas que se le plantean a un ser humano no se diferencian esencialmente de los problemas de los demás. También las cuestiones vitales con las que nos encontramos son las mismas. Pero a menudo uno no es consciente de ello y piensa que su situación vital es única. Entonces, nos sentimos como bichos raros que no pueden ser comprendidos por los demás. "¡Si estos supieran lo que me está pasando realmente, se sentirían horrorizados y reaccionarían rechazándome!" es una frecuente fantasía "oscura".

En un seminario terapéutico de grupo experimentamos que a los demás les sucede también lo que a nosotros, y han pasado y vivido experiencias semejantes. Esto es, por sí solo, sanador y contribuye a la normalización de conflictos interiores. ¡Con cuánta frecuencia he escuchado a un participante decir que, gracias al trabajo de otro de los participantes, ha tenido una comprensión y se ha dado cuenta de algo esencial para él! De este modo, uno hace suya la experiencia de los demás.

Así, todos los participantes entran en un proceso interior, independientemente de si hacen o no hacen un trabajo personal en el marco del seminario. Este movimiento interior continúa durante todo el seminario y a menudo todavía a lo largo de algunos días o semanas. Cada uno sigue su propio proceso personal. Para ello es esencial una actitud del terapeuta abierto por igual a todos los participantes y al destino de cada uno de ellos. Si es capaz de permanecer frente a cada uno de ellos sin juzgarlo, asintiendo a cada uno tal como es, entonces los participantes pueden encarar sus cuestiones vitales y permitir un movimiento en su interior.

La presencia de un grupo de participantes potencia el espacio sanador, ya que así adquiere más fuerza. Partiendo de la presencia del terapeuta, los participantes poco a poco entran en consonancia con lo que hay en el presente. Entran en sintonía con su propia presencia. Durante un seminario es frecuente que los participantes tengan la sensación de que se encuentran en un espacio presente y atemporal; el mundo exterior permanece fuera y durante algunas horas o algunos días "cae en el olvido". En su lugar, experimentan que están en contacto consigo mismos y también con los demás participantes y con su entorno inmediato –y esto es presencia–. Se adentran en lo esencial. En consecuencia experimentan en el contacto con los demás más lo que les une que lo que les separa. En las constelaciones familiares se potencia aún más este efecto, porque uno experimenta como representante en el propio cuerpo, aunque sea por poco tiempo, situaciones de conflictos y experiencias de vida de otras personas.

Es evidente que en un seminario de constelaciones familiares no es solamente la propia constelación del cliente lo que inicia en él un movimiento de sanación, le da un nuevo impulso o lo lleva a su conclusión. Es la vivencia de todo el fin de semana con las diferentes constelaciones, los comentarios del terapeuta y los encuentros entre los participantes en esta atmósfera cada vez más confiada y abierta en la que se puede sentir, con tanta claridad que casi se palpa en el espacio, el amor que nos mueve en lo más profundo y que acompaña al dolor. Todo esto es lo que, en su conjunto, produce un movimiento sanador en todos los participantes. Lo mismo sucede a menudo en un seminario terapéutico de grupo de varios días, durante el cual los corazones de los participantes son tocados y se conmueven en el amor.

Quisiera concluir este capítulo con un pensamiento de Rainer Maria Rilke: "*¡Ojalá la vida le abra puerta tras puerta! ¡Ojalá encuentre en sí misma la aptitud para confiar en ella, y el aliento necesario para otorgar justamente a lo difícil y pesado la máxima confianza! (…) Lo que se nos exige es amar lo difícil y aprender a soportarlo. En lo difícil se encuentran las fuerzas amigas, las manos que operan en nosotros. En lo difícil hemos de tener nuestras alegrías, nuestra dicha y nuestros sueños; allí se levantan ante la profundidad de ese trasfondo; allí comenzamos a atisbar qué bellas son. Solo en la oscuridad de lo difícil tiene sentido nuestra mejor sonrisa; allí comienza a brillar con su profunda y soñadora luz. Y, en la luz que por un instante irradia, vemos las maravillas y los tesoros que nos rodean*".

# 25

## "¡MUESTRA TUS HERIDAS!"

*"A los seres humanos únicamente les asusta lo desconocido. Pero para cualquiera que se enfrenta a ello, ya no es lo desconocido. Sobre todo cuando uno lo observa con seriedad lúcida".*

*–Antoine de Saint-Exupéry*

Tendemos a evitar el dolor y lo que nos resulta difícil. A nadie le gusta que le duela, y un dolor fuerte puede ser insoportable. Para aguantarlo mejor, hemos descubierto y desarrollado los analgésicos y las drogas. Con ellos dominamos el dolor del cuerpo y de la mente. Los utilizamos cuando es necesario, y con facilidad abusamos de ellos.

Por esta razón no queremos recordar los sucesos en nuestra vida que nos hirieron en lo profundo de nuestra alma, en tanto que lo sentimos como poner de nuevo el dedo en la llaga. Cuando uno siente esto, significa que la herida sigue infectada y abierta.

Tapamos esta herida con ilusiones y anhelos. Algunos "olvidamos" lo pasado. Desarrollamos una multitud de maneras para evitar nuestro dolor. De hecho, todo nuestro carácter se construye como una estrategia para no sentirlo y evitar que alguien nos hiera de nuevo. Luego nos identificamos con este carácter, esta construcción, y decimos "este soy yo".

La forma más eficaz de huir del dolor es disociarse, que es separarse interiormente de sí mismo. Entonces uno no siente su parte dolida. Es una estrategia de supervivencia, para sobreponerse a situaciones demasiado dolorosas. El problema consiste en que a menudo la disociación se mantiene aunque ya haya pasado el momento de dolor. Es como si las partes de la persona no se integraran de nuevo para volver a ser uno. En consecuencia, uno se vuelve de alguna forma "ausente". ¡Cuánta gente ha desarrollado este modo de supervivencia! Cuando nos encontramos en este estado, perdemos el contacto con nuestros sentimientos y nuestras verdaderas necesidades, y en consecuencia también con el prójimo que tenemos delante.

No queremos mirar de frente a nuestros recuerdos dolorosos, aun cuando el hecho de eludir nuestras heridas nos produce un sufrimiento permanente. Pero un "demonio" al que no miramos a la cara se hace más fuerte. Le tememos y nos imaginamos todas las cosas terribles que podrían pasar si llegáramos a encontrarnos con él. De este modo se nos vuelve ajeno y nos da miedo. Al mismo tiempo, su influjo en la vida diaria se hace cada vez más palpable. Porque con el tiempo llegamos a huir de todo aquello que tiene que ver con lo evitado. Con ello nuestra vida se hace cada vez más estrecha. Todo se vuelve más y más irreal, porque de esta manera se pierde el contacto con la realidad.

Es en el contacto con la realidad donde el ser humano accede a sus comprensiones profundas y experimenta sus verdaderos sentimientos. En contacto con sus heridas salen a la superficie sentimientos diferentes y contradictorios. La terapia es un proceso donde uno deja de evitar su dolor más profundo. Finalmente uno llega a atreverse a mirarlo a la cara. Si esto ocurre en presencia de un testigo que le acompaña de forma compasiva, entonces su herida puede sanar. Es en este punto donde uno se encuentra consigo mismo.

¡Uno siente el dolor, fuerte y quizás desgarrador, intenso y... breve! Lo atraviesa rápidamente. Por el contrario, la evitación del dolor es sufrimiento, y puede durar eternamente.

En este proceso, la ilusión da paso a la realidad, tal como es y como ha sido. La huida ha llegado a su fin. La separación interna da paso a una integración. Se libera un espacio en el interior de la persona que ahora se puede llenar con una nueva vitalidad.

Para romper la dinámica del sufrimiento y la evitación, es preciso que contemplemos nuestras heridas sufridas en el pasado y que, por decirlo así, nos las mostremos a nosotros mismos. En el texto citado anteriormente, Saint-Exupéry habla de la "seriedad lúcida" que necesitamos para ello. Con esta actitud, en la cual el observador interior es inherente, nos resulta posible limpiar las heridas, desinfectarlas y sanarlas. Es el contacto con la realidad –la que es y la que fue– lo que sana. Solo entonces podemos separar el pasado del presente, de modo que el futuro deja de ser una prolongación del pasado.

Se podría decir que uno ha dejado de vivir en el pasado, ya que también la evitación del pasado ancla a la persona en él. Todo trabajo terapéutico tiene como fin el capacitar a la persona para vivir cada vez más en el presente, que es el único lugar donde uno vive plenamente.

Lo que hace que una experiencia dolorosa se convierta en una herida traumática no es solamente el suceso. Lo relevante es lo que pasa después. ¿Hay alguien que preste ayuda, que escuche qué ha sucedido, que proteja al afectado, lo consuele y lo tranquilice? ¿O, por el contrario, el afectado se queda solo, a merced del silencio y la incomprensión de los demás?

A este respecto, el ser testigo es relevante. ¡Qué importante es para algunas personas que su historia sea escuchada, tomada en serio y confirmada como real por otros, es decir, que sea atestiguada! Sobre todo cuando los miembros de la familia, los conocidos o los coetáneos silenciaron en aquel momento lo sucedido o le quitaron importancia. Esto sucede con frecuencia en los casos de abuso sexual, negligencia prolongada o violencia tales como los maltratos, las torturas o el genocidio. Este atento y a la vez compasivo *ser*-testigo del terapeuta y, si se da el caso, de los miembros del grupo, puede tener un efecto increíblemente sanador. Ayuda al afectado a rasgar el manto de silencio, a tomarse a sí mismo en serio, y a reconocer y aceptar su propia verdad. Esta verdad fue cuestionada por los implicados en su tiempo o incluso fue presentada como mentira y a menudo sigue siendo tenida como tal.

También contribuye a que recupere su dignidad y su integridad, que fueron destruidas entonces. Lo que sucedió lo degradó a la condición de un objeto desamparado, de una cosa con la que uno podía hacer lo que quisiera. No fue visto y respetado como persona y su dignidad fue pisoteada. Muchos afectados tienen la sensación de que en aquel momento, por decirlo de alguna manera, sus puertas y ventanas fueron forzadas y desde entonces siguen abiertas, y ya no ofrecen protección frente al mundo exterior. Les resulta difícil poner límites de una manera natural. Por eso, para estas personas, el restablecimiento de la esfera personal y de su integridad es un elemento esencial de la sanación, al que nunca se prestará suficiente atención.

Esto vale tanto por parte del terapeuta como por parte de su pareja y sus amigos. Pero solo cuando el afectado muestra sus heridas, su entorno tiene la posibilidad de hacerse consciente de ellas y de tratarlas con cuidado. No se contradice con esto el hecho de que uno sopese a quién confía –y a quién no– detalles personales e íntimos de su vida, para protegerse de reacciones groseras e irrespetuosas.

Al mismo tiempo, no quiero que lo dicho anteriormente se entienda como una invitación a instalarse en la herida y definirse a través de ella. Cuando esto ocurre, uno solo perpetúa su pasado infinitivamente.

Hay algo sorprendente respecto al dolor: detrás de todo dolor se esconde un amor.

# 26

# LAS IMÁGENES INTERIORES

*"No hay ningún error, en ninguna parte, nunca.*
*Si algo parece falso, entonces se debe únicamente a tus falsas ideas.*
*Eso es todo".*

*–Robert Adam*

El alma "piensa" en imágenes. Las imágenes interiores tienen fuerza. Por esta razón, una metáfora certera nos dice más que mil palabras. También en nuestro subconsciente son sobre todo los recuerdos e impresiones en forma de imagen los que siguen actuando en nosotros. Estas imágenes tienen su origen sobre todo en nuestra historia de vida personal, pero también en los grupos y sistemas sociales a los que pertenecemos. En primer lugar está la propia familia de origen, cuyos recuerdos acumulados hemos recibido, en una pequeña medida conscientemente y en su mayor parte inconscientemente. Pero está también el entorno social y religioso, que nos ha impregnado con sus imágenes. Bebiendo de todas estas fuentes, nos hacemos una idea de la vida, de los demás y de nosotros mismos. Consciente o inconscientemente, sacamos conclusiones y tomamos decisiones y vivimos de acuerdo con ellas.

Vivimos nuestras imágenes interiores y las escenificamos una y otra vez de nuevo. Son ellas las que determinan el "guion" de nuestra vida[1]. Forman también un filtro a través del cual interpretamos las experiencias de nuestra vida. Solo hace falta escuchar las versiones de los dos miembros de una pareja que se encuentra en una crisis de relación. ¡Sus historias a menudo se diferencian tanto que uno podría pensar que cada uno de ellos está en pareja con otra persona, y no con la que tiene al lado!

Por eso, en la terapia tengo una regla empírica que se confirma de nuevo una y otra vez: al fin y al cabo, los buenos no son tan buenos y los malos no son tan malos como el cliente piensa. Esto vale también para la imagen que tiene de sí mismo.

Nuestros recuerdos e ideas están determinados por la polaridad que se desarrolla entre la atracción y el rechazo. Lo que nos gusta, queremos tenerlo a nuestro alrededor y atarlo a nosotros. Lo que nos duele, lo evitamos con todas las fuerzas. Por regla general, a estos aspectos de la vida les imponemos también etiquetas, a saber: "bueno" y "malo". En vez de tomar la vida como es, la valoramos según lo que nos parece bueno y correcto, o bien falso y malo. Pero la vida es un todo, que no distingue entre bueno y malo. Así, son precisamente nuestras ideas e imágenes –aquellas que nos hacemos de nosotros mismos y de nuestro entorno– lo que nos causa problemas. La mayoría de estas ideas son limitadoras e incompletas y, a veces, completamente "absurdas". Deforman la realidad.

La terapia es un encuentro consigo mismo. Cuando se dan las condiciones adecuadas, el cliente encuentra el valor para afrontar, acompañado por su terapeuta, situaciones, sentimientos y recuerdos dolorosos e incómodos que normalmente evita. Esto significa también hacerse consciente de sus sentimientos, que habitualmen-

1. El concepto "life script" fue desarrollado por Eric Berne, fundador del análisis transaccional.

te son contradictorios, y permitirlos en su totalidad, pues es frecuente que evite una parte de ellos. De esta manera, se incluyen nuevos elementos en su vieja historia –una historia narrada a otros o pensada interiormente en multitud de ocasiones– y la transforman. La realidad interior es experimentada de un modo cada vez más completo.

La fuerza sanadora de las constelaciones familiares reside sobre todo en el hecho de que facilitan al cliente tener una imagen diferente y más completa que la que ha tenido de ciertos acontecimientos de su vida durante mucho tiempo. En las constelaciones familiares se muestran, por decirlo así, viejas verdades y nuevas posibilidades. El lenguaje simbólico de una constelación familiar, que se asemeja a una metáfora, es más penetrante que las meras palabras y llega a un nivel más profundo. El cliente asume en su interior una imagen sanadora y puede seguir trabajando después sobre ella.

En este encuentro consigo mismo, el cliente vivencia entonces partes de su realidad que había marginado hasta ese momento. La mayoría de las veces se trata de determinados recuerdos, sentimientos o conclusiones que han sido omitidos. Pero pueden ser también periodos de vida completos, que le resultaron tan difíciles que sencillamente los apartó en un determinado momento y los "olvidó" para poder seguir viviendo. En el caso de personas gravemente traumatizadas que, en consecuencia, desarrollaron una personalidad múltiple, la terapia significa sanación e integración de las partes dañadas y disociadas de su personalidad. En otros casos son aspectos de la realidad familiar que fueron reprimidos como consecuencia de un trauma sistémico, los que influyen en el cliente y piden ser vistos por él.

En una ocasión dirigí un seminario de un día para jóvenes. Me fascinó observar cómo todos y cada uno de ellos no necesitaban más que dos frases para decirme por qué querían hacer una constelación familiar y lo que deseaban conseguir con ello. De este modo pudimos afrontar directamente el núcleo de sus respectivos problemas. Por el contrario, ¡qué distintos somos los adultos! Si un adulto tiene un problema, trata de reflexionar sobre él para resolverlo. Después de haber pensado sobre él muchas veces, dándole vueltas interiormente, tiene, además del problema, también una o varias explicaciones prolijas. Pero si su problema no se resuelve, se puede dar por sentado que su comprensión y su percepción son incompletas o sencillamente están equivocadas.

Por eso, es una buena señal que el cliente se asombre durante la terapia, porque entonces descubre algo nuevo. En lo sucesivo, esto amplía su perspectiva y puede incluso cambiar radical y realmente la visión que tenía de las cosas. Con otras palabras: cuando se asombra, con ello cambia la imagen interior que tiene de su problema. Si este descubrimiento, en vez de añadir una explicación más a su lista de reflexiones sobre el problema, lo ayuda a pasar de la comprensión a la vivencia y a ganar más espacio en su interior, se produce en él un movimiento integrador. El cliente deviene más sano.

Friedrich Nietzsche dijo: "*La verdad es un ejército de metáforas en movimiento*". ¡Qué razón tenía! ¿Acaso no cambian nuestras verdades continuamente? Claro que cambian, y lo hacen en la medida en que se mueven nuestras imágenes interiores. El cambio de una imagen interior, siempre y cuando esta sea más completa y más incluyente y con ello haga más justicia a la realidad, desarrolla un efecto sanador.

# 27

# LA SANACIÓN COMO UNA ACTITUD INTEGRADORA

*"Debemos tomar nuestra existencia del modo más amplio posible.*
*Todo, incluso lo inaudito, ha de ser viable en ella.*
*Esta es, en el fondo, la única valentía que se nos pide:*
*tener ánimo ante las cosas más extrañas,*
*más portentosas y más inexplicables que nos puedan acaecer.*
*El que los hombres hayan sido cobardes en este sentido*
*ha causado infinito daño a la vida.*
*Las vivencias a las que se da el nombre*
*de 'apariciones', el llamado 'mundo de los espíritus',la muerte, todas*
*esas cosas que nos son tan afines,*
*han sido de tal modo desalojadas de la vida*
*por el diario afán de defenderse de ellas,*
*que los sentidos con que podríamos aprehenderlas se han atrofiado*
*–¡y de Dios, ni hablar!".*

*Rainer Maria Rilke*

Empiezo con estas palabras de Rilke porque hablan de la valentía, de afrontar lo excluido y aceptarlo. En el fondo, Rilke describe con ello el camino hacia la sanación. Desde el momento en que empezamos a vivir hasta el instante en que morimos, continuamente se nos exige crecer y ampliarnos para dar cabida en nosotros a todo lo que es y caracteriza a la vida, y justamente también a lo desconocido. Maduramos en este movimiento. Si permanecemos estancados, porque sentimos miedo ante lo nuevo o lo que ya ha pasado, nos volvemos rígidos y angostos hasta que, finalmente, caemos enfermos o sufrimos. Es entonces cuando buscamos la sanación.

Muchas personas están reñidas con la vida. Se sienten tratadas injustamente por la vida o se sienten sobreexigidas, y desean una vida diferente. Pero de este modo lo único que hacen es debilitarse. Su actitud les impide acoger la vida como es y como ha sido, y asumir la responsabilidad de sí mismas.

Tomemos la vida como es. ¡No tenemos otra! Una vez leí un artículo sobre una investigación centrada en la siguiente pregunta: ¿qué es lo que distingue a las personas exitosas y satisfechas con su vida de las demás? ¿Cuál es la clave de su éxito? La respuesta era que la única diferencia significativa era su capacidad de asumir la responsabilidad de su vida y actuar conforme a ello y, además, hacerlo cada día.

En la palabra "sanación" (*Heilung*) está contenida la idea de llegar a ser "sano" (*heil*) que en alemán también significa "íntegro". Pero ¿cómo puede uno devenir un ser humano íntegro? ¿Cómo puede sanar lo herido y roto en su vida? También aquí la respuesta es una paradoja: contemplar las heridas y dejarlas ser. Para llegar a ser íntegros, nos movemos entonces en esta paradoja, buscando la justa medida. Cuando la encontramos, la palpamos directamente como levedad en el cuerpo y como paz en el alma.

Quien no quiere saber nada de su pasado está "condenado" a vivirlo otra vez. Lo pasado le alcanza de nuevo. Una y otra vez pone en escena sus historias no resueltas, que siguen influyendo en él como imágenes interiores, hasta que, por una vez, las contempla con "seriedad lúcida". En esta mirada reside un asentir, una aceptación de lo que ha sido. En el fondo es de este movimiento interior de lo que hablamos cuando nos referimos al perdón. Solo entonces se apaciguan nuestras viejas historias. No desaparecen, pero han encontrado su lugar adecuado en nosotros.

A la vez, también es importante dejar ir lo ocurrido, porque esto nos aleja del momento presente y nos lleva al pasado. Y el presente es el único lugar en el que realmente vivimos. Si permanecemos conscientemente en él, no hay nada más, ni tampoco viejas heridas. El pasado ha pasado y el futuro todavía no ha llegado. En los niños pequeños es evidente esta plenitud de vida y presencia total; en ellos no hay nada más que el momento presente.

Queda todavía una dimensión más de la sanación. Esta va más allá de nuestra historia personal y abarca la vida entera. Para llegar a ser íntegros es preciso afirmar como propio todo lo que sucede en el mundo exterior, especialmente lo "desagradable". Todo rechazo es una exclusión, un "yo no tengo nada que ver con eso". De este modo se separa uno de la realidad como tal y se identifica con su personalidad pequeña y limitada. Pero esta es en el fondo una apariencia, un constructo ilusorio. Aun cuando tiene sentido y es necesaria para manejarse en el mundo, no lo es todo, ni mucho menos. No en vano hablamos del alma y el espíritu como partes del ser humano de las que participamos. Uno es más que su personalidad, es más que su ego. Vivir quiere decir ampliar la propia consciencia, dar a todas las cosas el mayor espacio interior posible, acogerlas en el interior, por decirlo así. Este movimiento no tiene fin, pues la vida es definitivamente mayor que nosotros. Pero en este movimiento se hace uno cada vez más completo.

Para terminar, concedo una vez más la palabra a Rilke: "*Y, por lo demás, deje que la vida le acontezca. Créame: la vida tiene razón en todos los casos*".

# 28

# LA RELACIÓN ENTRE PRESENTE, PASADO Y FUTURO

*"Cuando el pasado se puede separar del aquí y ahora, aparece el futuro".*

*–Judith Rothen*

Toda intervención terapéutica tiene como objetivo capacitar al ser humano para vivir cada vez más en el presente, para *estar presente*. Solo en el aquí y ahora vivimos realmente. Las heridas que nos llevan a buscar la sanación proceden de vivencias del pasado. Como consecuencia de ellas, muchas personas viven orientadas hacia atrás. Están reñidas con su pasado o están en duelo por él, o lo vivencian de nuevo una y otra vez, precisamente porque tratan de evitarlo con todas sus fuerzas. También la huida hacia delante, en busca de un "futuro mejor", es una huida de alguna experiencia del pasado.

Esto me recuerda a un ángel de la historia, que Walter Benjamin describió brevemente con estas palabras: *"Hay un cuadro de Klee que se llama Angelus Novus. Se ve en él a un ángel, al parecer en el momento de alejarse de algo sobre lo cual clava la mirada. Tiene los ojos desencajados, la boca abierta y las alas tendidas. El ángel de la historia debe tener ese aspecto. Su cara está vuelta hacia el pasado. En lo que, para nosotros parece como una cadena de acontecimientos, él ve una catástrofe única, que acumula sin cesar ruina sobre ruina y se las arroja a sus pies. El ángel quisiera detenerse, despertar a los muertos y recomponer lo despedazado. Pero una tormenta desciende del Paraíso y se arremolina en sus alas y es tan fuerte que el ángel no puede plegarlas. Esta tempestad lo arrastra irresistiblemente hacia el futuro, al cual vuelve la espalda, mientras el cúmulo de ruinas sube ante él hacia el cielo. Tal tempestad es lo que llamamos progreso".*

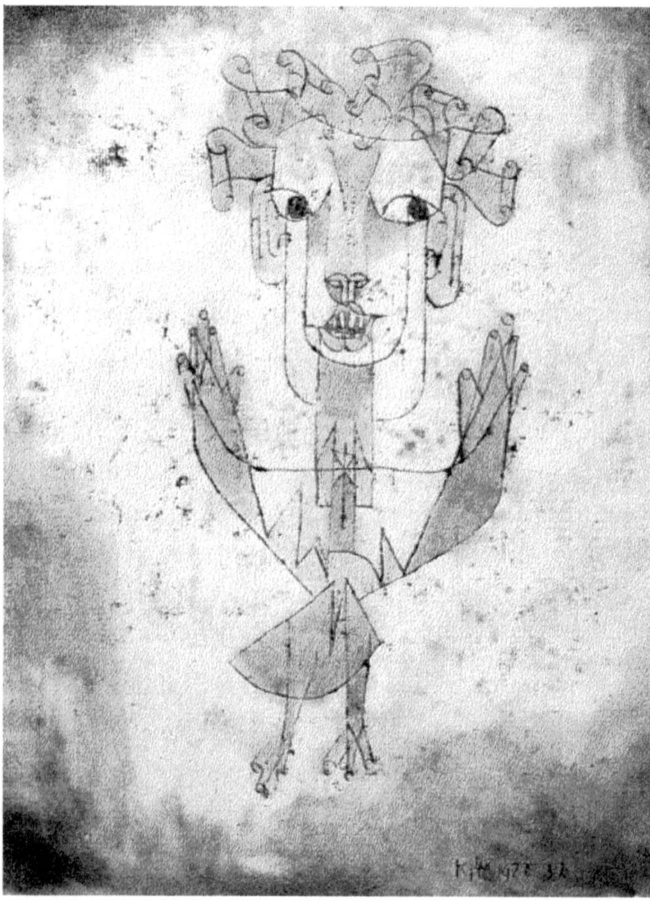

En la actitud del ángel, el tiempo es una realidad lineal, que se extiende directamente desde el pasado, pasando por el presente, hacia el futuro. El presente es resultado del pasado, y el futuro será fruto del presente. Pues el ángel mira hacia atrás y todo le parece una prolongación del pasado. Así es como viven muchas personas y luego se asombran de que todo siga igual. Uno puede acostumbrarse incluso a una situación dolorosa o poco satisfactoria, que con el tiempo llega a asemejarse a un viejo conocido, con quien uno ha aprendido a tratar.

Entonces hay un futuro que, en el fondo, es experimentado como el resultado del pasado y del presente. Esperamos que el futuro siga igual, y que nada cambie. Con ello nos parece que tenemos la vida bajo control, lo que nos da una sensación de seguridad. Podemos ver que esta es una necesidad muy común del ser humano si constatamos que en nuestra sociedad es posible contratar un seguro para cualquier cosa. De esta manera desterramos lo desconocido que nos da miedo.

No obstante, el futuro también sale a nuestro encuentro desde delante, desde lo desconocido. Son acontecimientos imprevisibles, que suceden de repente, aun cuando antes nada hacía sospechar que pudieran acaecer. No sabemos cuándo pasará, pero podemos dar por sentado que de vez en cuando entran en nuestra vida acontecimientos improbables que desbaratan todos los cálculos y nos abren la puerta hacia nuevas posibilidades.

Este futuro inmediato que sale a nuestro encuentro y no tiene nada que ver con el pasado se deja percibir más cuando somos capaces de vivir en el presente. La propia presencia nos separa en cierta medida del pasado. Pero no hace que este desaparezca, no es negado ni rechazado, sino que descansa en nosotros. Gracias a esto, uno está más abierto a que se le muestre un futuro desconocido para él, al que después puede entregarse.

Es necesario que el cliente separe el pasado del presente. Todas las formas de terapia se dedican a esta tarea. Para ello, unas analizan principalmente el pasado del cliente, otras se concentran en el "aquí y ahora", y otras tratan de "construir" el futuro. Pero más decisivo que cualquier método es el terapeuta, con sus habilidades y capacidad de relación, en cuyas manos se pone el cliente. Un buen criterio para saber cuándo una terapia contribuye a la sanación es el siguiente: cuanto más viva el cliente en el presente, tanto mejor "funciona" la terapia. Si ha conseguido en su vida un margen de acción mayor que antes y es capaz de asumir la responsabilidad de sus actos, entonces ha conseguido más libertad para su presente. Un presente que florece en su propia fuerza y que mira hacia delante, hacia un futuro desconocido.

# 29

# ENFERMEDAD Y SANACIÓN

*"Veo la enfermedad como algo que pertenece a la vida.*
*Ella es un aspecto importante, quizás incluso el más importante,*
*de nuestra sanación. Las enfermedades contribuyen*
*a que seamos sanos e íntegros.*
*Entonces no son lo contrario de la sanación,*
*sino parte de un proceso de sanación holístico".*

–Wilfried Nelles

Estas palabras de Wilfried Nelles vuelven del revés nuestra visión habitual de las enfermedades. O quizá deberíamos decir que la ponen del derecho…

Nuestra sanidad pública trata la enfermedad como un fenómeno aislado y no deseado; como un enemigo al que hay que vencer y hacer que desaparezca lo antes posible. Esta comprensión está muy extendida en la población. De ella resulta una actitud en la que uno lucha contra una enfermedad que tiene lugar en él, y entiende su cuerpo y su alma como campo de batalla. Es evidente que esta imagen de la sanación es realmente curiosa.

Las enfermedades forman parte de la vida y de la muerte y, con ello, de la naturaleza humana. Por eso no nos son extrañas. En este sentido no hay nada malo en ellas. Carl Gustav Jung dijo en una ocasión que "*no somos nosotros quienes curamos nuestras enfermedades, sino que son ellas las que nos curan a nosotros*". La sanación significa encontarse a sí mismo y estar en sintonía con uno mismo. Así, la enfermedad puede ser una mensajera que nos señala algo esencial para nuestra sanación. No descubrimos nada nuevo cuando decimos que un conflicto en el alma influye en el cuerpo y puede manifestarse en una enfermedad. Más bien esto constituye un principio fundamental de la medicina psicosomática holística. En las constelaciones familiares se pone de manifiesto que también los conflictos que nos llegan desde el propio sistema familiar pueden desarrollar dinámicas que provocan enfermedades[1].

Otra actitud posible es aquella en la que uno se cuida y cuida su cuerpo y lo acepta como es, también con sus enfermedades y su proceso de envejecimiento. Si uno se trata a sí mismo de este modo, con una actitud amorosa, le resulta más fácil dejar de centrar su atención en la enfermedad como fenómeno aislado para dirigirla a sí mismo y su vida como un todo. Asentir a una enfermedad nos pone en contacto con la gran fuerza de la no resistencia. Sucede con cierta frecuencia que una enfermedad se retira cuando se ha visto y se ha comprendido su sentido más profundo en nuestra vida. Las fuerzas de autocuración del ser humano son inmensas. En este sentido son especialmente interesantes las historias sorprendentes de sanaciones espontáneas de enfermedades graves y mortales, cuya curación en el fondo no debería suceder y que dejan a los médicos asombrados. Pero cuando hablamos de milagros, lo único que decimos es que

1. Véase a este respecto un libro que recomiendo encarecidamente: Stephan Hausner, *Aunque me cueste la vida- constelaciones sistémicas en casos de enfermedades y síntomas crónicos*, Editorial Alma Lepik, Buenos Aires 2009.

todavía no hemos comprendido un acontecimiento en toda su profundidad y aún no podemos explicárnoslo de otro modo.

*Un varón de 65 años de edad acude a un hospital para conocer la causa de los dolores abdominales que padece. Tiene un tumor maligno en el páncreas, con metástasis en los pulmones y en el hígado. El médico le dice que, dado el avanzado estado de la enfermedad, la quimioterapia y la radioterapia ya no tienen sentido; y que le queda medio año de vida.*

*Por la tarde, tras volver del hospital, le dice a su mujer: "Me queda medio año de vida. Siempre he hecho muchas cosas por los demás, por ti, amor mío, por nuestros hijos, por mi trabajo, por nuestra asociación y por la vida política. Ahora quiero hacer realidad un sueño de mi juventud: viajar a México, recorrer el país y subir al Popocatépetl y al Iztaccíhuatl".*

*Como en sus años jóvenes, prepara la mochila y viaja en avión hasta la Ciudad de México. En el control de aduanas se da cuenta de que se ha dejado en casa la bolsa con los medicamentos analgésicos. Desde el aeropuerto se dirige directamente, en dirección sur, hacia la lejana meta de su viaje: el Popocatépetl, con 5.452 metros de altura. Al anochecer ve luces en el horizonte.*

*Llega a un pueblo. En la plaza, junto a la iglesia, se celebra una fiesta: bailes, música, bebida y comida. Un varón de su edad se acerca a él y lo invita. Hablan en inglés. Come cosas picantes y bebe tequila. Su nuevo amigo lo invita a su casa. Se queda con él unos días, trabajan juntos en el jardín y en los campos. Después sigue su camino y atraviesa tierras salvajes. Le aconsejan que no duerma a la intemperie, debido a los pumas y las serpientes de cascabel. Él se ríe: "La muerte no puede hacerme nada, porque voy a morir pronto de todos modos".*

*En un camino ve una serpiente de cascabel maravillosa, tendida al sol de la mañana. Y le dice: "Bella serpiente, puedes morderme.*

*No tengo miedo de tu mordedura. Este es un lugar hermoso para vivir y para morir". Él sigue adelante y ella se adentra ruidosamente entre los arbustos. Llega a otro pueblo, se queda unos días en casa de una mujer hospitalaria, la ayuda en el trabajo y juega con sus hijos. Por fin escala las altas montañas y se detiene largamente a contemplar el amplio horizonte desde las cumbres cubiertas de nieve.*

*"¡Estoy vivo, estoy vivo!", grita de júbilo, riendo y llorando al mismo tiempo.*

*Después de tres meses regresa a Fráncfort. Su mujer va a recogerlo y le da un bastón para apoyarse. Él se ríe, rompe el bastón y tira los trozos a un contenedor de basura: "Nunca había estado tan sano como ahora; reboso salud".*

*A petición de su esposa, acude al hospital donde había estado hacía tres meses para una revisión médica. Al ver los resultados del examen radiológico, el médico sospecha que la máquina está averiada. Llama a un técnico y este le dice que la máquina funciona perfectamente.*

*El médico no puede creérselo: "No puede ser, compare usted las radiografías. En la de hace tres meses se ve la metástasis en los pulmones y en el hígado, y en la de hoy no queda ni rastro".*

*El técnico se encoge de hombros y se va.*

*En el lugar antes ocupado por los tumores no se veía más que tejido conjuntivo. El cáncer había desaparecido y el hombre estaba sano*[2].

¿Qué hace un terapeuta cuando trata a un cliente enfermo? De acuerdo con la comprensión sistémica, para una persona toda enfermedad es a la vez una solución para un problema. En la tera-

2. Tomado de Otto Brink, *Vitamine für die Seele*, Peter Hammer Verlag, Wuppertal 1999.

pia se trata de ver esto con el fin de encontrar a continuación una solución diferente que asienta más a la vida. Por eso, el terapeuta y el cliente exploran juntos las dinámicas y los conflictos interiores del cliente y trabajan para lograr en él una actitud más integradora y liberadora. Esto se consigue solamente cuando el terapeuta se mantiene humilde y asiente al destino y también a la enfermedad del cliente tal como es. Sabe de la importancia del médico y de la medicina –justamente también de la alopática– para la necesaria atención facultativa del enfermo, y les da el puesto que merecen, sin querer suplantarlas. El médico sana el cuerpo y el terapeuta sana el alma. Ambos están al servicio de la sanación.

Las enfermedades nos ayudan también a morir. La vida es finita y pasa. Esta es la única certeza que tenemos cuando llegamos a este mundo. Aun cuando la esperanza de vida ha aumentado considerablemente en muchos países ricos en el último siglo, este aumento se ha producido a costa de estar enfermos más a menudo. Gracias a la medicina moderna, en la actualidad sobrevivimos a enfermedades que no hace mucho tiempo eran causa segura de muerte. Y entonces llega el momento en que caemos enfermos de nuevo.

No obstante, para algunas personas encontrar la armonía consigo mismas significa morir. Esta no tiene por qué ser solo una necesidad en una edad avanzada. En una ocasión tuve una experiencia impactante con una mujer, madre de dos hijos adolescentes, que había enfermado de cáncer por segunda vez. Ella se sintió tan irresistiblemente atraída hacia su propia madre, la cual había fallecido cuando ella tenía ocho años de edad, que ni siquiera el deseo de velar por el bienestar de sus hijos pudo retenerla. Al final de la única sesión terapéutica que mantuvimos, en el marco de una visita a su casa, irradiaba una paz y una serenidad que he percibido muy pocas veces en otras personas. De manera completamente inesperada, murió solo diez días después.

Al concluir el capítulo sobre la enfermedad y la sanación me viene a la mente una hermosa frase de Erich Kästner: "*Seamos sinceros: la vida está herida de muerte*".

# 30

# LA SANACIÓN COMO EXPERIENCIA QUE TRASCIENDE EL INDIVIDUALISMO

*"El amor intenta entender, convencer, vivificar.*
*Por este motivo, el que ama se transforma constantemente.*
*Capta más, observa más, es más productivo, es más él mismo".*

*–Erich Fromm*

*"La danza de la vida*
*a veces es en soledad,*
*a veces es en compañía.*
*Estando conmigo estoy con todos".*

*–Carmen Cortés*

Al comienzo del presente libro, en el capítulo sobre "Las heridas de nuestra sociedad" expuse que las heridas sociales de nuestro tiempo son los sentimientos básicos de falta de sentido y soledad. El individualismo imparable imperante desde mediados del pasado siglo, que condiciona nuestra actual capacidad de relación, trae consigo estas heridas como consecuencia. Una manifestación de ello es ciertamente también el hecho de que el suicidio se ha convertido en este tiempo en la causa de muerte más frecuente en las capas de mediana edad de nuestra población y encabeza las estadísticas, por delante de los accidentes y las enfermedades.

Mientras que hasta hace poco la pertenencia a la familia, a la comunidad municipal o de fe, a la propia capa social, etc., se encontraban en primer lugar, hoy en día ese puesto lo ocupa cada vez con más frecuencia la necesidad de autonomía e independencia que marca nuestra vida. Mientras que antes adoptábamos sencillamente los valores y la moral de la sociedad, que además nos procuraba en su seno un lugar que daba sentido a nuestra vida, en la actualidad decidimos por regla general cómo vivimos nuestra vida, en qué creemos y con qué criterios queremos orientarnos. Por un lado, esto aporta más libertad, pero es al mismo tiempo un gran desafío. Pues, donde todo es posible, ya no hay ninguna orientación impuesta desde fuera. ¿Quién soy yo? ¿Qué sentido tiene mi vida? ¿Para mí? ¿Para los demás?

Estas preguntas son esenciales para cada uno de nosotros. Y a cada uno se le exige que encuentre sus propias respuestas. Estas serán en cada persona diferentes, individuales, únicas, y al mismo tiempo creadoras de sentido para la propia vida. Necesitamos tiempo para encontrar nuestras respuestas a estas preguntas. Y estas respuestas cambian con el tiempo, no son rígidas, sino que fluyen con la vida, son reelaboradas por ella una y otra vez, y toman formas nuevas. Por última vez, recurriré a la ayuda de Rilke, que nos ha acompañado en varias ocasiones en el presente libro: "Y *yo querría rogarle, como mejor sepa hacerlo, que tenga paciencia frente a todo cuanto en su corazón no esté todavía resuelto. Y procure encariñarse con las preguntas mismas, como si fuesen habitaciones cerradas o libros escritos en un idioma extraño. No busque de momento las respuestas que necesita. No le pueden ser dadas, porque usted no sabría vivirlas aún. Y se trata precisamente de vivirlo todo. Viva usted ahora sus preguntas.*

*Tal vez, sin advertirlo siquiera, llegue así a internarse poco a poco en la respuesta anhelada y, en algún día lejano, se encuentre con que ya la está viviendo también".*

Un terapeuta debe ser consciente de la búsqueda del sentido y ha de planteársela personalmente. Entonces podrá acompañar a otras personas en su búsqueda. Pues se va a encontrar con regularidad esta pregunta en sus clientes ocultamente, y a veces de un modo claramente manifiesto: ¿cómo puede mi vida tener sentido?[1]

Algo parecido sucede con la pregunta: ¿quién soy? Toda la actividad terapéutica tiene como finalidad que la persona asienta a sí misma tal como es. *La sanación es un proceso en el que algo excluido, rechazado o no percibido encuentra en un ser humano el lugar que le corresponde, y con ello la calma.* Este asentimiento interior une a la persona consigo misma, con su historia, con su origen y con la vida en sí.

*Leben* (vida) y *Liebe* (amor) tienen la misma etimología en alemán y también en inglés (*life/love*). "Amor" se dice en latín *amor* y procede de *a-mors*, "contrario a la muerte". Al decirse "sí" a sí misma y al decir "sí" a la vida, la persona ama más. En la medida en que uno es capaz de esto, se transforma su relación con los demás. Lo que hasta ahora era causa de separación da paso a un sentimiento de unión. Entonces uno tiene la experiencia de ser único, pero comprende en profundidad que los demás son también únicos, iguales y diferentes al mismo tiempo. Esta realidad es más que una mera reflexión intelectual; es una experiencia interior. Esto lleva a una conexión de corazón con el otro, en la que el hecho de ser diferentes no es percibido como causa de separación. Erich Fromm acentúa en el texto citado al comienzo de este capítulo que el amor

1. Véase también la *logoterapia* de Viktor Frankl o la *psicoterapia existencial* de Irvin Yalom, cuyo principio fundamental es la pregunta por el sentido de la vida.

tiene algo expansivo, que se dirige tanto hacia dentro como hacia fuera. Uno ama y lo expresa en las pequeñas obras cotidianas en el contacto con los demás.

Surge de este modo un libre sentimiento de "nosotros" que trasciende el individualismo. Esta sensación se diferencia fundamentalmente del anterior sentimiento de pertenencia, porque no excluye, sino que incluye. Si antes pertenecía uno a un determinado grupo, con ello se separaba a la vez de los grupos de otra índole. Si antes renunciaba uno en gran medida a su autonomía para alcanzar el sentido de pertenencia, la sensación de unión con los demás se basa precisamente en la vivencia de autonomía personal. Uno tiene la experiencia de ser persona entre personas, unido tanto a sí mismo como a los demás.

Este camino de sanación, que conduce a la superación de la soledad y el aislamiento arraigados en la sociedad individualista, no es en modo alguno fácil. Pero no hay ningún camino de vuelta al paraíso simbiótico inconsciente, como se expresa ya en la parábola bíblica. Una vez que hemos probado el fruto del árbol del (auto)conocimiento, solo nos queda recorrer el camino hacia delante que se adentra en la consciencia. Este exige de cada uno de nosotros un crecimiento interior; otro nombre para ello sería "*aproximarse cada vez más a uno mismo*".

"Lo único que te impide ser feliz es que crees estar solo". Esta frase, que oí por casualidad hace poco, me conmovió directamente como verdadera. Pero como sucede tan a menudo, también esta verdad es de naturaleza paradójica: estoy solo y al mismo tiempo estoy unido a todos. Ambas cosas son verdaderas.

# CONCLUSIÓN

En este libro he tratado de comprender tanto el fenómeno de las heridas en el ser humano como su sanación en el contexto terapéutico. Me parece esencial el darnos cuenta de que un terapeuta no hace la sanación, sino que esta sucede. Sucede en la persona que busca sanación, cuando se dan las condiciones adecuadas, y está en un espacio sanador. En este sentido, la presente obra está pensada también como una guía para el trabajo terapéutico. Quiere dar una respuesta a la pregunta acerca de cómo puede contribuir un terapeuta a posibilitar un movimiento sanador en el cliente.

He renunciado conscientemente en la medida de lo posible a emplear términos técnicos de nuestra profesión, con el fin de fomentar la cercanía con el lector. Si tienes la sensación de que el autor ha expresado sus pensamientos de una manera clara y sencilla, me sentiré satisfecho. Como me dijo un amigo hace unos años: "Es sencillo ser feliz, pero es difícil ser sencillo...".

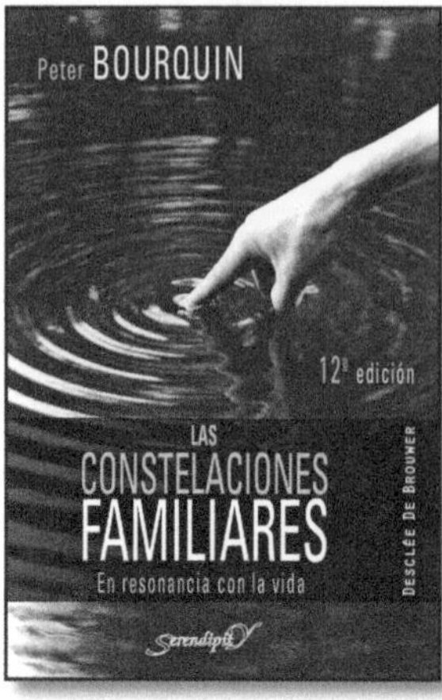


**Las constelaciones familiares**

**En resonancia con la vida**

**12ª edición**

**Peter Bourquin**

ISBN: 978-84-330-2181-6

Desde el momento de nacer cada uno de nosotros está inmerso en un tejido de vínculos que le une con todos los miembros de su familia. Esta influencia nos acompaña para bien o para mal, y normalmente de manera inconsciente. Las Constelaciones Familiares hacen visibles las dinámicas que rigen un sistema familiar, a veces durante varias generaciones, y abren el camino hacia posibles soluciones a los conflictos planteados.

El método de las Constelaciones Familiares se ha introducido desde hace pocos años en la oferta terapéutica en España. Ha tenido una buena acogida y se está extendiendo rápidamente, pero es necesario ser conscientes de sus posibilidades y de sus límites para evitar confusiones y malentendidos que puedan llevar a esperar de este método tan valioso algo que no puede dar.

En este libro, el primero escrito en España sobre el tema, el autor nos acerca de manera sencilla y amena a los conceptos básicos de las Constelaciones Familiares. Su lectura aporta una visión panorámica de este método y nos introduce en la comprensión sistémica, que constituye su base. Testimonios y ejemplos tomados de la práctica ilustran al lector las diferentes facetas que abarca.

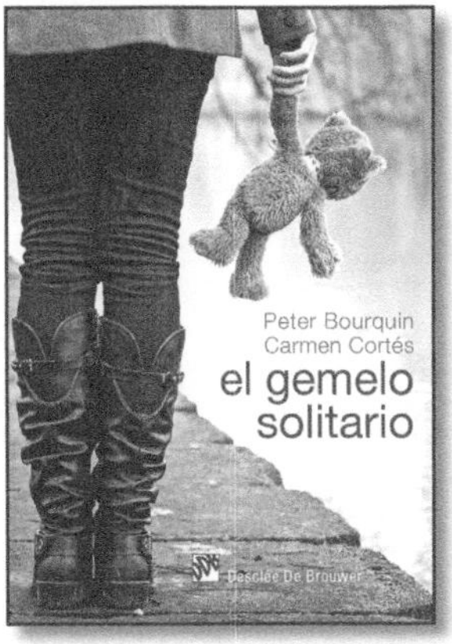


## El gemelo solitario

**Peter Bourquin**
**Carmen Cortés**

ISBN: 978-84-330-2753-5

¿Sabías que muchas de las personas que nacen solas empezaron su vida acompañadas de un hermano o hermana que murió durante el embarazo y desapareció sin dejar rastro? ¿Y sabías que la frecuencia con que esto sucede es asombrosamente alta?

Es un hecho conocido y comprobado por la ciencia desde hace ya varias décadas que, según las estimaciones más conservadoras, un 10% de los bebés que nacen solos empezaron su vida en un embarazo gemelar y perdieron a su hermano durante la gestación. Hasta fechas muy recientes este fenómeno era pura estadística. Solo desde hace unos pocos años la psicología se está interesando por las huellas que esta experiencia deja en el gemelo superviviente.

¿Qué consecuencias puede tener para una persona el hecho de pasar las primeras semanas o meses junto a un gemelo en el útero y después sufrir la pérdida y nacer sola? ¿De qué manera puede elaborarlo e integrarlo cuando, además, a menudo este hecho es ignorado y está relegado a las capas inconscientes de nuestro ser? Las respuestas a estas y otras muchas preguntas constituyen el núcleo del presente libro, el primero escrito en español sobre el tema, que incluye también unos 50 testimonios que nos permiten escuchar de viva voz las múltiples manifestaciones de ser un gemelo solitario.

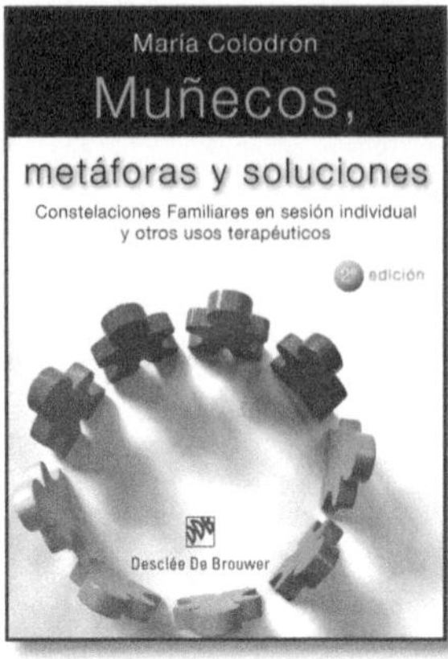


## Muñecos, metáforas y soluciones

### Constelaciones Familiares en sesión individual y otros usos terapéuticos

**María Colodrón**

ISBN: 978-84-330-2355-1

"María Colodrón muestra al lector, de una forma didáctica y ordenada, las bases del trabajo con los muñecos como una valiosa herramienta del terapeuta en el encuentro con su cliente. Admiro su claridad, hilo conductor tanto de la presentación teórica como de los ejemplos prácticos. También incluye el trabajo con niños y adolescentes, que pocas veces se tiene en cuenta en la literatura terapéutica. Leer este práctico libro me ha enriquecido y felicito a María por su innovadora contribución. Será de gran ayuda tanto para psicólogos y psicoterapeutas como para los profesionales que aplican las Constelaciones Familiares y Organizacionales".

Peter Bourquin

Autor de *Las Constelaciones Familiares*, director de ECOS

"Es éste uno de esos pocos libros que es difícil dejar de leer una vez empezado. Y esto porque descubrir claridad, innovación, profundidad, sentido común y pedagogía para aplicar en la vida cotidiana tan bien hilvanadas en un mismo texto, es como hallar el cofre del verdadero tesoro cuando sólo estábamos jugando a seguir las pistas de un plano por el simple hecho de divertirnos".

Alfonso Colodrón

Psicoterapeuta transpersonal

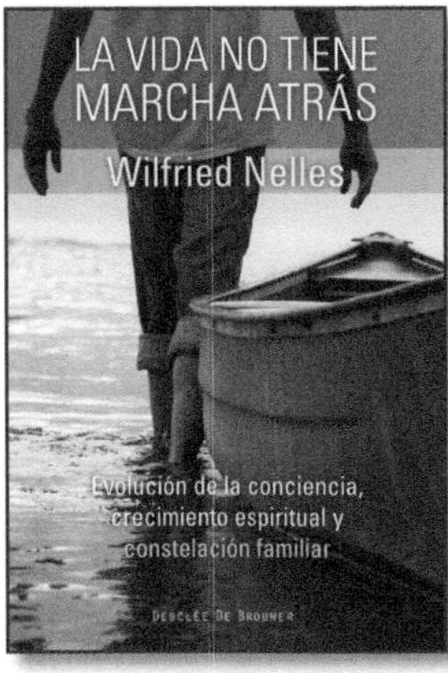


**La vida no tiene marcha atrás**

**Evolución de la conciencia, crecimiento espiritual y constelación familiar**

**Wilfried Nelles**

ISBN: 978-84-330-2521-0

¿Hacia dónde nos lleva la vida? ¿Cómo entrar en contacto y armonizar con lo que somos? ¿Cómo marca la conciencia de nuestro tiempo la visión que tenemos de las cosas? ¿Qué sujeta, forma y transforma nuestra conciencia? ¿Qué influencia recíproca se da entre los procesos de crecimiento personales y colectivos?

Estas son algunas de las preguntas que Wilfried Nelles aborda en este libro. Con un lenguaje claro y fácil, su autor dibuja un mapa de la conciencia y su desarrollo que, además de ofrecer orientación, logra conmovernos. Con este mapa como trasfondo, Nelles muestra después qué papel desempeña la terapia en general y la constelación familiar en particular en el proceso de despliegue de la conciencia. Para ello desarrolla una nueva teoría y práctica de las constelaciones familiares al servicio del crecimiento espiritual.

Serendipity

DIRECTORA: OLGA CASTANYER

ÚLTIMOS TÍTULOS PUBLICADOS

153. *Reconcíliate con tu infancia. Cómo curar antiguas heridas.* ULRIKE DAHM (2ª ed.)
154. *Los trastornos de la alimentación. Guía práctica para cuidar de un ser querido.* JANET TREASURE - GRÁINNE SMITH - ANNA CRANE (2ª ed.)
155. *Bullying entre adultos. Agresores y víctimas.* PETER RANDALL
156. *Cómo ganarse a las personas. El arte de hacer contactos.* BERND GÖRNER
157. *Vencer a los enemigos del sueño. Guía práctica para conseguir dormir como siempre habíamos soñado.* CHARLES MORIN
158. *Ganar perdiendo. Los procesos de duelo y las experiencias de pérdida: Muerte - Divorcio - Migración.* MIGDYRAI MARTÍN REYES
159. *El arte de la terapia. Reflexiones sobre la sanación para terapeutas principiantes y veteranos.* PETER BOURQUIN (2ª ed.)
160. *El viaje al ahora. Una guía sencilla para llevar la atención plena a nuestro día a día.* JORGE BARRACA MAIRAL (2ª ed.)
161. *Cómo envejecer con dignidad y aprovechamiento.* IGNACIO BERCIANO
162. *Cuando un ser querido es bipolar. Ayuda y apoyo para usted y su pareja.* CYNTHIA G. LAST
163. *Todo lo que sucede importa. Cómo orientar en el laberinto de los sentimientos.* FERNANDO ALBERCA DE CASTRO (2ª ed.)
164. *De cuentos y aliados. El cuento terapéutico.* MARIANA FIKSLER
165. *Soluciones para una vida sexual sana. Maneras sencillas de abordar y resolver los problemas sexuales cotidianos.* DRA. JANET HALL
166. *Encontrar las mejores soluciones mediante Focusing. A la escucha de lo sentido en el cuerpo.* BERNADETTE LAMBOY
167. *Estrésese menos y viva más. Cómo la terapia de aceptación y compromiso puede ayudarle a vivir una vida productiva y equilibrada.* RICHARD BLONNA
168. *Cómo superar el tabaco, el alcohol y las drogas.* MIGUEL DEL NOGAL TOMÉ
169. *La comunicación humana: una ventana abierta.* CARLOS ALEMANY BRIZ
170. *Aprender de la ansiedad. La sabiduría de las emociones.* PEDRO MORENO (5ª ed.)
171. *Comida para las emociones. Neuroalimentación para que el cerebro se sienta bien.* SANDI KRSTINIĆ
172. *Cuidar al enfermo. Migajas de psicología.* LUCIANO SANDRIN
173. *Yo te manejo, tú me manejas. El poder de las relaciones cotidianas.* PABLO POBLACIÓN
174. *Crisis, crecimiento y despertar. Claves y recursos para crecer en consciencia.* ENRIQUE MARTÍNEZ LOZANO (4ª ed.)
175. *Cuaderno de trabajo para el tratamiento corpomental del trastorno de estrés postraumático (TEPT). Programa para curar en 10 semanas las secuelas del trauma.* STANLEY BLOCK, doctor en medicina y CAROLYN BRYANT BLOCK
176. *El joven homosexual. Cómo comprenderle y ayudarle.* JOSÉ IGNACIO BAILE AYENSA
177. *Sal de tu mente, entra en tu vida. La nueva Terapia de Aceptación y Compromiso.* S. HAYES
178. *Palabras caballo. Fuerza vital para el día a día.* JUAN-MIGUEL FERNÁNDEZ-BALBOA (2ª ed.)
179. *Fibromialgia, el reto se supera. Evidencias, experiencias y medios para el afrontamiento.* BRUNO MOIOLI (2ª ed.)
180. *Diseña tu vida. Atrévete a cambiar.* DIANA SÁNCHEZ GONZÁLEZ Y MAR MEJÍAS GÓMEZ (2ª ed.)
181. *Aprender psicología desde el cine.* JOSÉ ANTONIO MOLINA Y MIGUEL DEL NOGAL (2ª ed.)
182. *Un día de terapia. Radiografía de las emociones.* RAFAEL ROMERO RICO
183. *No lo dejes para mañana. Guía para superar la postergación.* PAMELA S. WIEGARTZ, PH.D. Y LEVIN L. GYOERKOE, PSY.D.
184. *Yo decido. La tecnología con alma.* JOSÉ LUIS BIMBELA PEDROLA (2ª ed.)
185. *Aplicaciones de la asertividad.* OLGA CASTANYER (5ª ed.)

186. *Manual práctico para el tratamiento de la timidez y la ansiedad social. Técnicas demostradas para la superación gradual del miedo.* Martin M. Antony, PH.D y Richard P. Swinson, MD. (2ª ed.)
187. *A las alfombras felices no les gusta volar. Un libro de (~~auto~~) ayuda... a los demás.* Javier Vidal-Quadras
188. *Gastronomía para aprender a ser feliz. PsiCocina socioafectiva.* Antonio Rodríguez Hernández
189. *Guía clínica de comunicación en oncología. Estrategias para mantener una buena relación durante la trayectoria de la enfermedad.* Juan José Valverde, Mamen Gómez Colldefors y Agustín Navarrete Montoya
190. *Ponga un psiquiatra en su vida. Manual para mejorar la salud mental en tiempos de crisis.* José Carlos Fuertes Rocañín
191. *La magia de la PNL al descubierto.* Byron Lewis
192. *Tunea tus emociones.* José Manuel Montero
193. *La fuerza que tú llevas dentro. Diálogos clínicos.* Antonio S. Gómez
194. *El origen de la infelicidad.* Reyes Adorna Castro
195. *El sentido de la vida es una vida con sentido. La resiliencia.* Rocío Rivero López
196. *Focusing desde el corazón y hacia el corazón. Una guía para la transformación personal.* Edgardo Riveros Aedos
197. *Programa Somne. Terapia psicológica integral para el insomnio: guía para el terapeuta y el paciente.* Ana María González Pinto • Carlos Javier Egea • Sara Barbeito (Coords.)
198. *Poesía terapéutica. 194 ejercicios para hacer un poema cada día.* Reyes Adorna Castro y Jaime Covarsí Carbonero
199. *Abre tu consciencia.* José Antonio González Suárez y David González Pujana (2ª ed.)
200. *Ya no tengo el alma en pena.* Rosse Macpherson
201. *Ahora que he decidido luchar con esperanza. Guía para vencer el apetito.* José Luis López Morales, Enrique Javier Garcés De Los Fayos Ruiz
202. *El juego de la vida Mediterránea.* Mauro García Toro
203. *16 Ideas para vivir de manera plena. Experiencias y reflexiones de un médico de familia.* Daniel Francisco Serrano Collantes
204. *Transformación emocional. Un viaje a través de la escritura terapéutica.* Noelia Mendive Moreno
205. *Acompañar en el duelo. De la ausencia de significado al significado de la ausencia.* Manuel Nevado, José González (2ª ed.)
206. *Quiero aprender... a conocerme.* Olga Cañizares, Domingo Delgado (2ª ed.)
207. *Quiero aprender cómo funciona mi cerebro emocional.* Iván Ballesteros (2ª ed.)
208. *Remonta tu vuelo. Más allá de la fibromialgia hacia una nueva vida.* Fátima Gallastegui
209. *Vivir con el trastorno límite de la personalidad. Una guía clínica para pacientes.* Álvaro Frías Ibáñez (2ª ed.)
210. *Quiero aprender a quererme con asertividad.* Olga Castanyer (3ª ed.)
211. *Póker a la dieta. El juego para alcanzar tu peso ideal y mantenerlo de una forma natural y sencilla.* Federica Trombetta
212. *Recupera tu autonomía y bienestar personal.* José Antonio González Suárez
213. *¿A qué he venido yo aquí? Guía para comprender y mejorar la memoria.* Laura Vera
214. *Quiero aprender... a ser más eficiente en el trabajo.* Yolanda Cañizares Gil
215. *Vivir con una persona con Trastorno Límite de la Personalidad. Una guía clínica para familiares y allegados.* Álvaro Frías Ibáñez (Editor) (2ª ed.)
216. *La preocupación inútil.* Laura Vera Patier (2ª ed.)
217. *Esto de ser humano. Contemplando la luz a través de la herida.* B. Rodríguez Vega (2ª ed.)
218. *La felicidad: qué ayuda y qué no. Psicología para entendernos.* Leocadio Martín

219. *Alteraciones de la identidad en personas con Trastorno Límite de la Personalidad. Una guía clínica para una psicoterapia colaborativa entre paciente y profesional.* Á. FRÍAS (ED.)
220. *Disfruta en escena. Y olvida tus miedos.* ELENA MARTÍN CALVO
221. *Mente plena, corazón contento. Un programa de Mindfulness y Regulación Emocional.* GONZALO PEREYRA SÁEZ
222. *Quiero aprender... a gestionar mi estrés.* ELENA MENDOZA - CARMEN CASTRO (2ª ed.)
223. *Mi único sí. Aprendizajes de un cáncer.* ANA CARDONA
224. *Altamente capaces (y divergentes).* RAFAEL PARDO FERNÁNDEZ - LUZ GONZÁLEZ RUBIN
225. *Las 7 tareas espirituales del duelo.* JOSÉ CARLOS BERMEJO
226. *Otromundo. Descubrirlo, vivirlo, comprenderlo. Una guía de viaje al mundo de las personas con demencia.* ERICH SCHÜTZENDORF - JÜRGEN DATUM
227. *Reactívate. Menos medicamento y más movimiento.* ANTONIO JESÚS CASIMIRO ANDÚJAR - JOSÉ ANTONIO SANDE MARTÍNEZ (2ª ed.)
228. *Meditación y creación literaria. Aprende a vivir y a escribir mejor.* PILAR BLANCO
229. *Me cuesta estar bien.* ROCÍO RIVERO
230. *Cuaderno de trabajo para el cambio de hábitos. Cómo romper hábitos negativos e instalar hábitos positivos.* JAMES CLAIBORN / CHERRY PEDRICK
231. *¿Tengo un trauma corporal? Herramientas somáticas para sentirte seguro con tu cuerpo.* ERIKA SHERSHUN
232. *Conoce tu ansiedad y aprende a gestionarla. Una visión integradora de la ansiedad.* PUBLIO VÁZQUEZ
233. *Psicología positiva: aprende a ser feliz con la ciencia del bienestar.* IAGO TAIBO

Serie MAIOR

22. *Guía práctica del trastorno obsesivo compulsivo (TOC). Pistas para su liberación.* BRUCE M. HYMAN Y CHERRY PEDRICK
23. *La comunidad terapéutica y las adicciones. Teoría, modelo y método.* GEORGE DE LEON
24. *El humor y el bienestar en las intervenciones clínicas.* WALEED A. SALAMEH Y WILLIAM F. FRY
25. *El manejo de la agresividad. Manual de tratamiento completo para profesionales.* HOWARD KASSINOVE Y RAYMOND CHIP TAFRATE
26. *Agujeros negros de la mente. Claves de salud psíquica.* JOSÉ L. TRECHERA
27. *Cuerpo, cultura y educación.* JORDI PLANELLA RIBERA
28. *Reír y aprender. 95 técnicas para emplear el humor en la formación.* DONI TAMBLYN
29. *Manual práctico de psicoterapia gestalt.* ÁNGELES MARTÍN (11ª ed.)
30. *Más magia de la metáfora. Relatos de sabiduría para aquellas personas que tengan a su cargo la tarea de Liderar, Influenciar y Motivar.* NICK OWEN
31. *Pensar bien - Sentirse bien. Manual práctico de terapia cognitivo-conductual para niños y adolescentes.* PAUL STALLARD
32. *Ansiedad y sobreactivación. Guía práctica de entrenamiento en control respiratorio.* PABLO RODRÍGUEZ CORREA
33. *Amor y violencia. La dimensión afectiva del maltrato.* PEPA HORNO GOICOECHEA (2ª ed.)
34. *El pretendido Síndrome de Alienación Parental. Un instrumento que perpetúa el maltrato y la violencia.* SONIA VACCARO - CONSUELO BAREA PAYUETA
35. *La víctima no es culpable. Las estrategias de la violencia.* OLGA CASTANYER (Coord.); PEPA HORNO, ANTONIO ESCUDERO E INÉS MONJAS (2ª ed.)
36. *El tratamiento de los problemas de drogas. Una guía para el terapeuta.* M. DEL NOGAL (2ª ed.)
37. *Los sueños en psicoterapia gestalt. Teoría y práctica.* ÁNGELES MARTÍN (2ª ed.)
38. *Medicina y terapia de la risa. Manual.* RAMÓN MORA RIPOLL
39. *La dependencia del alcohol. Un camino de crecimiento.* THOMAS WALLENHORST
40. *El arte de saber alimentarte. Desde la ciencia de la nutrición al arte de la alimentación.* KARMELO BIZKARRA (5ª ed.)

41. *Vivir con plena atención. De la aceptación a la presencia.* Vicente Simón (2ª ed.)
42. *Empatía terapéutica. La compasión del sanador herido.* José Carlos Bermejo
43. *Más allá de la Empatía. Una Terapia de Contacto-en-la-Relación.* Richard G. Erskine - Janet P. Moursund - Rebecca L. Trautmann (2ª ed.)
44. *El oficio que habitamos. Testimonios y reflexiones de terapeutas gestálticas.* Á. Martín (Ed.)
45. *El amor vanidoso. Cómo fracasan las relaciones narcisistas.* Bärbel Wardetzki
46. *Diccionario de técnicas mentales. Las mejores técnicas de la A a la Z.* Claudia Bender - Michael Draksal
47. *Humanizar la asistencia sanitaria. Aproximación al concepto.* José Carlos Bermejo (2ª ed.)
48. *Herramientas de coaching ejecutivo.* Francisco Yuste (2ª ed.)
49. *La vocación y formación del psicólogo clínico.* A. Polaino-Lorente y G. Pérez Rojo (Coords.)
50. *Detrás de la pared. Una mirada multidisciplinar acerca de los niños, niñas y adolescentes expuestos a la violencia de género.* Sofía Czalbowski (Coord.) (2ª ed.)
51. *Hazte experto en inteligencia emocional.* Olga Cañizares; Carmen García de Leaniz; Olga Castanyer; Iván Ballesteros; Elena Mendoza (2ª ed.)
52. *Counseling y cuidados paliativos.* Esperanza Santos y José Carlos Bermejo (2ª ed.)
53. *Eneagrama para terapeutas.* Carmela Ruiz de la Rosa
54. *Habilidades esenciales del counseling. Guía práctica y de aplicación.* S. Magnuson y K. Norem
55. *Río, luego existo. Guía completa para curiosos, talleristas y dinamizadores de grupo. Risoterapia integrativa.* M. Rosa Parés y José Manuel Torres
56. *Fuerzas que sanan. Constelaciones sistémicas sobre enfermedad y salud.* P. Bourquin (Ed.)
57. *Herramientas de coaching: una aplicación práctica.* Paco Yuste Pausa
58. *Ilusión positiva. Una herramienta casi mágica para construir tu vida.* Lecina Fernández
59. *Cuando nada tiene sentido. Reflexiones sobre el suicidio desde la logoterapia.* Alejandro Rocamora Bonilla (2ª ed.)
60. *Apego y psicopatología: la ansiedad y su origen. Conceptualización y tratamiento de las patologías relacionadas con la ansiedad desde una perspectiva integradora.* Manuel Hernández Pacheco (6ª ed.)
61. *Trauma y presencia.* Peter Bourquin (Ed.)
62. *Personas altamente sensibles. Claves psicológicas y espirituales.* Rafael Pardo (2ª ed.)
63. *El eneagrama, el origen. Libro de consulta.* Macarena Moreno-Torres
64. *¿Por qué la gente a la que quiero me hace daño? Neurobiología, apego y emociones.* Manuel Hernández Pacheco (2ª ed.)
65. *El corazón de la sexualidad. La revolución de los afectos.* Alberto Mena Godoy
66. *Manual para dominar los pensamientos ansiosos. Habilidades para superar los pensamientos intrusivos no deseados que nos llevan a la ansiedad, las obsesiones y la depresión.* David A. Clark
67. *Manual de Gestión emocional para médicos y profesionales de la salud. Transformar la vulnerabilidad en recursos.* Belén Jiménez Gómez
68. *Psicología transpersonal para la vida cotidiana. Claves y recursos.* E. Martínez Lozano
69. *Viaje a tu cerebro. El arte de transformar tu mente.* Rosa Casafont i Vilar
70. *Apego, disociación y trauma. Trabajo práctico con el modelo PARCUVE.* Manuel Hernández Pacheco (2ª ed.)
71. *Cuaderno de trabajo de los pensamientos negativos. Habilidades de la TCC para superar la preocupación, la vergüenza y la rumiación repetitivas que impulsan a la ansiedad y la depresión.* David A. Clark, PhD
72. *¿Quién soy? De la disociación a la integración.* Peter Bourquin y M. Salvador
73. *Las obsesiones y el trastorno obsesivo-compulsivo. Una adicción al pensamiento. Entenderlos y superarlos con el modelo PARCUVE* Manuel Hernández Pacheco